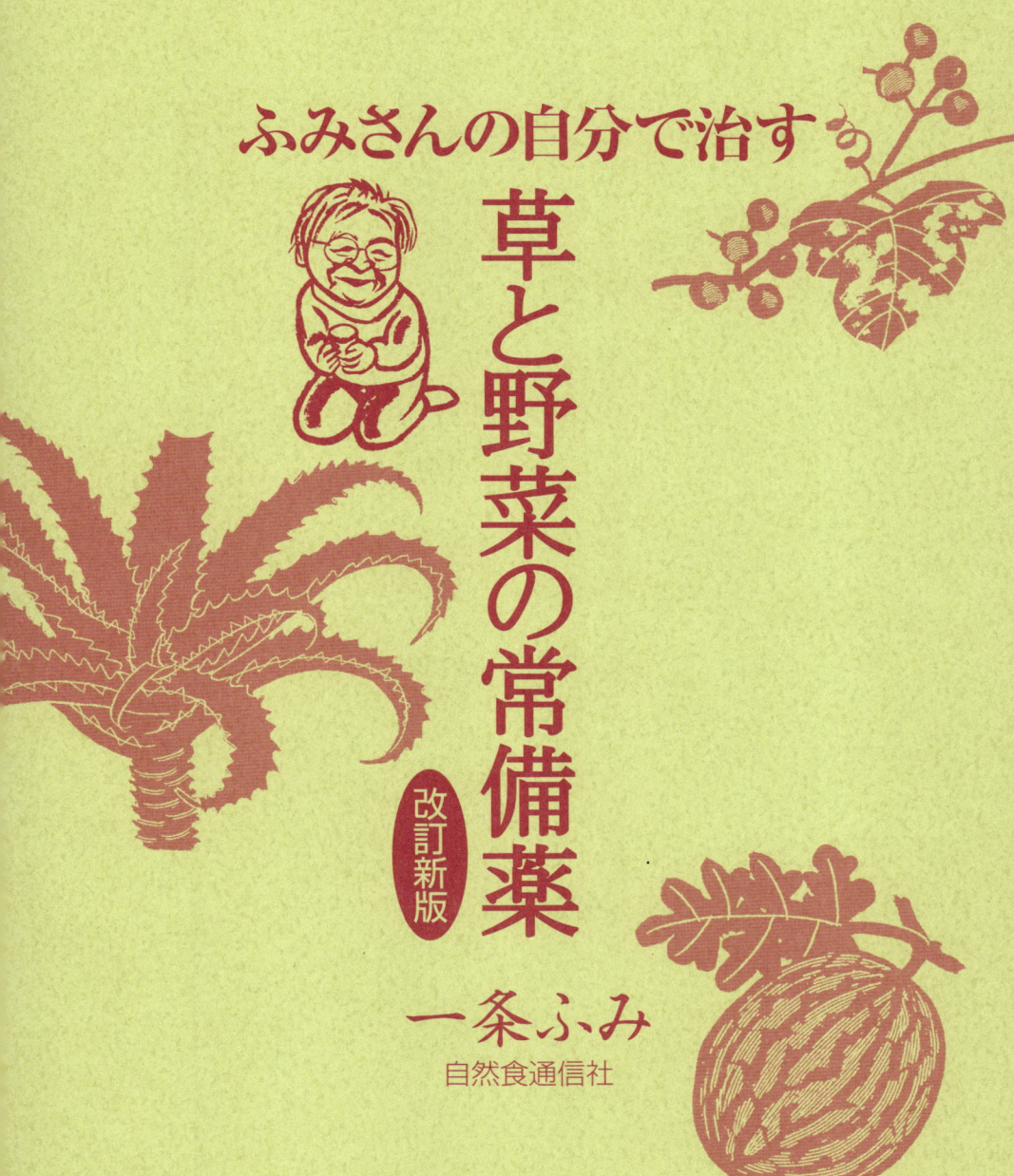

ふみさんの自分で治す

草と野菜の常備薬

改訂新版

一条ふみ

自然食通信社

ふみさんの
自分で治す
草と野菜の常備薬

序章

夜のとばり迫る細ぼそとした野の道、僅かにひろがる田園・田舎道も、今はもう闇を怖がることはない。街灯の光が、闇夜だった道にやさしい光をそそいでくれております。

森閑としていたはるかな山々も、開発されつくしたスキー場の、不夜城から流れる煌々としたあかりが目にも眩しく満ちております。

雑音絶えた深夜。山深くから流れくる川へかかる土橋を渡り山ひだの村らしき方向へ。夜更、森らしき方向への道々を暗闇に辿る人々へ。星の光がひとすじの道を示してくれていたものです。

今でもその村々は膝まで積る雪が軒深く迫っていて、家々は、降りつもる真白い雪の中、静かにもれる灯のもと、すっぽりと埋もれています。

その奥の間には今でも、深き民俗信仰に支えられてます老爺・老婆たちが、ひっそりと、しっかりと暮しに根をおろして生きています。

信仰深い母に背負われて、雪の夕ぐれ道を足速に。ある夜は手をひかれて。

蔵か作業小屋の間を通って人々の集まる母屋へ通る時。時折り小屋の軒に干してある大根葉・蕪の干葉、ドクダミ、ゲンノショウコ等、薬草の干したのがガサガサと吹雪のなかでも音をたてていたのが、何十年も年経た今でも、あの音が、すぐに昨日のことのように胸に蘇ります。

深更にまばたく星空を見上げ深い溜息がでてしまいます。——やがてすぐに、人間は宇宙ステーションを造り、空中住宅に住み、そこで子どもを産む。地球を宇宙から見おろす。もしかして兵器を造るかも…。地上ではクローン人間とか（?）も。

分秒が時をせわしなく刻みこむ現代超文明。文化の世の中は爛熟へ向って突進しているかに見えてしまう時もあります。

闇深い真夜を私たち人間はもはや忘れ去ってしまった。闇が、それほどに遠く去ってしまったかのような今日この頃の今でも。

東天より天空へ太陽の光がひろがり、大地を温め、天と地の空間に、はるかなる地の果ての風穴より吹きくる風のかずかず。光との交歓…。

この環境のなかに。雑草、野草、薬草たちは限りもなき時の刻みのなかに、営えいと大地に育くまれて、私たちの目前に現われています。

この複雑極まれり世のなかにあって、自らの可能な限りの汚染を防ぎゴミの出ない暮しを求め、体の痛みの声を体内から聞いて。あくまでも、環境と還元—源の世界を求めていきたいと願う時。暮しの根本は過ぎし幼い日々にめぐりあった、あの、深夜の「集まりっこ」の、つつましいずっちゃ、ばっちゃたち。そして、集まりっこのなかで、真に人間を愛することの出来る女ごたちに出会いましたこと。そこには、じいっと闇からの真の声に耳をすまして暮してきた人々がいて。

ひとすじの糸を辿れば。命の痛みを自らの体に聞き、癒して生きる。その大きな味方となってくれる薬草たちとの出会いは、里の人々の心のなかにあったのでした。今日もまた、私は限りない人々への愛を与えてくれた村のむかし女ごたちを想い出しつつ、力は小さくても、人々にその愛を伝えたいです。

ふみさんの
自分で治す草と野菜の常備薬

目次

第3章 覚えておいていいこと―医者に行く前に

カバー・表紙・別丁扉デザイン　貝原浩
カバー・表紙・別丁扉イラスト　山猫敏也／貝原浩
本文・中扉イラスト　山猫敏也
Ｐｈｏｔｏ　落合由利子

◆第1章
現代人に増えている病に

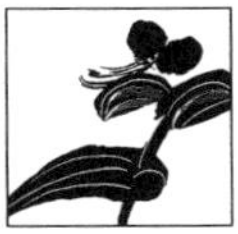

糖尿病の糖を抑える ヨモギ

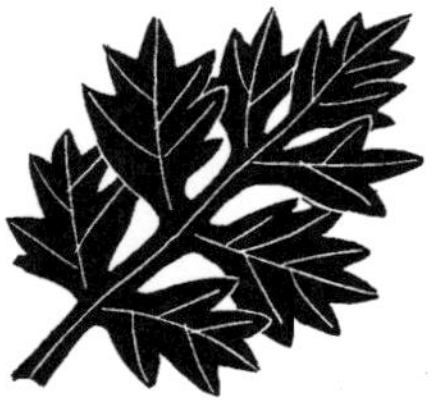

ヨモギ茶を飲まなくなったらまた糖が

今、日本の糖尿病患者は五〇〇万人もいるというじゃないですか。これは尋常じゃない数字よ。糖尿って、ひどくなると頭っこおかしくなったりするんだもの。それと、眼にもくるからね。

ヨモギのお茶を飲んでると、糖が出なくなるっていうのは、何人も友だちが実証しているの。糖尿で入院していた友人が何人か、いちおう症状が落着いて、退院していいから、家で気をつけなさいといわれて帰ってきて。で、家にいると、どうしても好きなもん食べてしまうべ、そうすっとまた糖が出てくるのね。そのときに、私の家にあった草木についての知識が書いてあった古い書物に、乾燥したヨモギのお茶を飲んでると糖が出なくなるというのがあったのを思い出して、二人の友人にヨモギを「飲んでみて」ってあげたの。

一カ月くらいヨモギのお茶を飲んでいて、それから病院に行ったそうなの、二人とも違うお医者さんよ。そしたら二人とも糖が出ていないって。だけど一カ所だけでは不安だからまた別な病院へ行ったのね。そのときもまた両方とも糖は出ていないと。で、安心して病院から帰ってきて、もう飽きたりめんどうくさくなったりして飲まなくなってしまったのね。しばらくして再度検査したときには、また糖が出てきてしまって、びっくりするやら残念な気持ちやらで、また飲み始めたわけ。そしたら、口やのどの渇きっていう糖尿病特有の症状が治まって、確かにヨモギがいいということが再確認されたというしだいなのね。なにより二人とも今もって元気だもの。

糖尿病自体は完全には治ることがないそうだけど。でも糖が出てないというのは、疲労感が違うんだって友人たちが言うから。糖尿病になるとぐったりしてひどく疲れやすいでしょ。体がだるかったり、その人の体質によってだけど極端に便秘したり下痢したり、それから大変のどが渇くって。それでわかるらしいんですよ。

女性の腰の冷えに、体の中から温めてくれる

糖尿の人がヨモギを飲んでいて、糖が出なくなるってのは確かなことなんだけど、それと同時に、ヨモギのお茶を飲むというのは、からだの内部を温めるという役割をはた

ヨモギ［蓬］　キク科の多年草。本州、四国、九州、小笠原の山野から人家近くまで広く自生する。日本には約30種ある。早春に若葉を摘み取り、草餅や草団子などに混ぜ込んだり、ご飯に炊き込むなど食用に。冷え性、低血圧症、腰痛に、また動脈硬化の予防にも効果がある。乾燥させた葉をすり砕き、綿毛を集めたものがモグサで、灸に使われる。

すわけ。だからヨモギをいっぱい採って風通しのいい場所で陰干しにしておいて、いざとなったら蒸してもいいし、蒸すのがめんどうくさかったら煮立てて、ギュッと絞ってガーゼかタオルにくるんで痛いところに当てておくというのもひとつの療法よ。

女の人たちは夏の冷房とか、冬でも薄いストッキング一枚にスカートだったりして、どうしても体を冷やしてしまうでしょ。皮肉なことに冷房の冷気がまたいちばん冷やしちゃいけない腰を直撃するんだもの。だから腰を温めるということが大事なのね。プラスチックのじゃなく、大きめの洗面器くらいの金ダライをひとつ買って家に置いといてね、ヨモギを煮立てて塩を入れて、熱いうちにタオルを浸して絞って腰に当てるというだけで、効果があるの。そしてもうそのタオルを専用にして浸けておいてね、続けて毎日煮立てて腰にあてがっていればいいんですよ。放っておくときっと早く更年期の辛い症状が出てくると思うから、それが心配なのね。

どうしても頭の具合が悪かったり、のぼせるようなことがあれば、乾燥しておいたヨモギをグルグルと布で包んで枕にして寝てれば治るの。そういう使い方も覚えておいたほうがいいですよね。

あらゆる病気を糖尿が併発しやすい

一〇年以上も前に、大学の先生だった方にしょっちゅうお会いするたびに薬草を持っていってあげて、煎じて飲まれるといいわよって勧めていたの。ところが奥様が薬草と

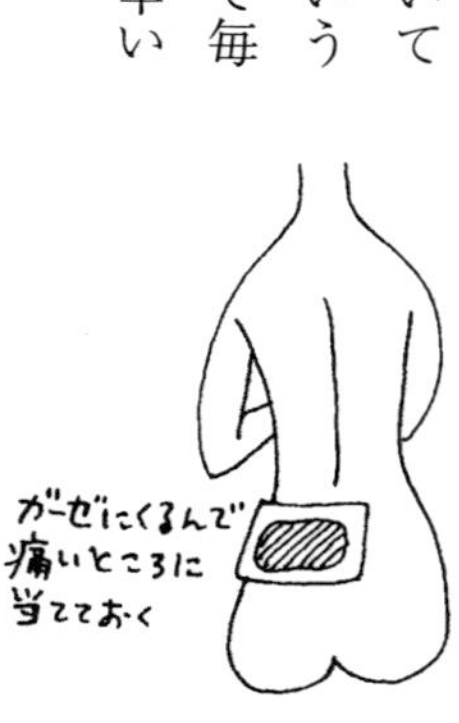

か大嫌いで、全然煎じてあげないのね。先生も明治の男だから自分で煎じるのもいやだったんでしょうね。それがお仕事をやめられたら、ネフローゼとか糖尿とか、今までの疲労が出てきて。糖尿というのは大変肺炎を併発しやすいし、あらゆる病気を糖尿が誘発しやすいんですよ。

その先生がにわかにヨモギが欲しいって言い出したの。どこ見てもさっぱり見つからないから見つけてけろって。ティーバッグのヨモギはよくあるけど、ああいうのは熱を加えて圧縮したり、いろいろ加工してたりするからエキスが半減してしまっているんですよ。私が先生にあげてたのは、原野で刈って陰干ししたものなのね。それはな（投）げたんでしょ、きっと。それで別に保存しておいたツユ草、ドクダミ、ヨモギを刻んだお茶を送ってあげたの。これを煎じてお飲みになるとツユ草のおかげでネフローゼも進まないだろうし、ヨモギは糖を抑えてくれるので、と言葉を添えて。

かゆみ、虫刺されには生葉をもんだ汁でピタリ

あと、打ち身をしたり、歯が痛かったり、虫に刺されたり、水虫のときね、生のヨモギを絞った汁を患部や傷口によくすりこむの。そのときにね、ガーゼか晒し布にヨモギを包むかして石のような硬いもので叩くと、これがいちばんつゆが出るよね。どんどんと叩くと全体に汁が回るでしょ。これをぎゅっと、てるてる坊主のようにして患部にこすれば大変いいの。蚊に刺されて腫れたときなんか、見る間にきれいに腫れがひけるよ。

すっと治る。かゆみなんかは本当によく止まるからね。

昔は、今より周りにクモがいっぱいいたから、洗濯したシャツに毒グモが紛れ込んでたり、そのへんでくっつけてきたりして、気がつかずに刺されてすごく腫らしたりしたもんだけど、そういうときでもヨモギの葉をもんだのをつけて、ほんとによく効いたったからね。こするのも、ただ さっとなでるんじゃなく、強めにこすりつけるようにする、あるいはマッサージするつもりくらいにこすると、肌の細胞の中さ入っていくんですよ。それが大事なの。

先だって家に来たおっかちゃんなんか、お話ししながら、両手でせっせと干したヨモギの葉を採んでるんだっけ。モグサを作っているんだよね。農家のかっちゃんたちのなかには、まあだこんなにたくましい人がいるんだって思ったったよ。私も相当やってるんだけど、あのおっかちゃん見てると、力が違うんだなあって。

強烈な水虫も一週間できれいに

水虫といえば、以前に知り合いからきれいな模様のサンダルをもらって、いい気持ちで履いたったら、すさまじい水虫に感染したもんだ。いやもう並みの水虫じゃないの。すごい悪性ので、足の指に穴があいたった。しかたないから日ごろよく相談にのってもらっている近所の薬局に行ったったら、水虫の薬をたくさんもらったったっけ。

その薬を少し使ったんだけど、ちょっと待てよって。それでまたヨモギのことを思い出して、生葉をもんだ汁をたっぷり塗りつけたの。薬局の人には申訳なかったけど、汁を作って、もうしょっちゅう塗ってたら、一週間もたたないうちにきれいに治ったの。それが次の年あたりまでも少しかゆくなるっけ。もうびっくりして、たえず生の葉っぱをそばにおいてもんですりこんでいたら、すっかり治ったった。

そのほかにも高血圧、動脈硬化、肝臓病、胃腸病、下痢、頭痛、リュウマチ、貧血、解熱にと、ヨモギは実に色んな薬効があって頼もしいですよね。

直射日光が当たらない場所で干すといい

薬草として使うヨモギには大まかに分けると二種類あって、私が主に使ってきたのは、その辺で普通に見かける、草餅を作ったりする一般的なヨモギね。もうひとつはカワラヨモギといって、原野に近いところや、河原なんかに生えていて、秋に実をびっしりつける種類もあるの。こちらは葉の切れ込みが普通のヨモギよりうんと細いんだけど、お茶にするのでも、胆嚢（のう）とか肝臓が悪くなって黄疸が出ているような時にはこちらのほうが薬効が強いんですよ。自分の体の調子とか症状にあわせて使い分ければいいと思うのね。

ヨモギはカビが生えやすいから、日光と風によく当てて乾かすようにして。ただ、このごろの日光は干したものが何だかカリカリと砕けるように乾くのが気になるんだけど。それであんまり直射日光にカンカンと当てないようにして、風通しのいい、少し斜めか

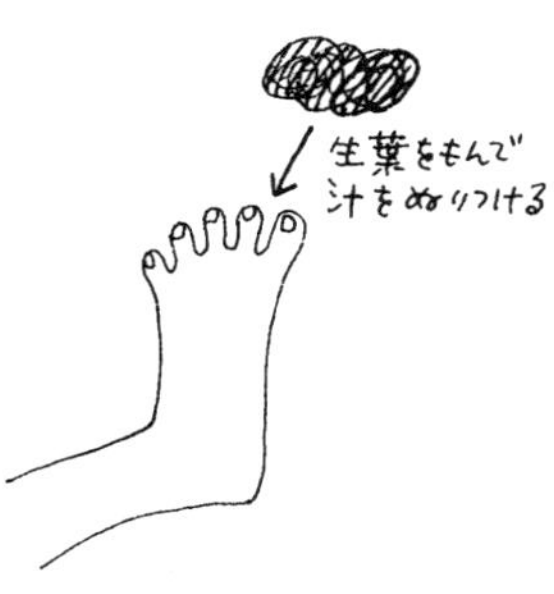

ら陽が当たるような場所で陰干しに近い感じで干すといいんじゃないかと思うんですよ。

ヨモギから自家製のモグサを作る

乾燥したヨモギの葉っぱを両手のひらではさんで、手を回すようにしてすり合わせて柔らかく揉んでるとふわふわーっとした綿毛みたいなのがまとまってくるの、それがモグサなのね。それでお灸をするというわけなんだけど。だからヨモギは飲むほうもつけるほうも両方に効くんですよ。リュウマチとか神経痛、頭痛、そういう痛みや、胃腸病なんかでも、モグサにしたのをつければいいの。多少ポチポチポチと黒っぽいのが混じっていても、けっこう立派なモグサになるから、それでもいいのね。

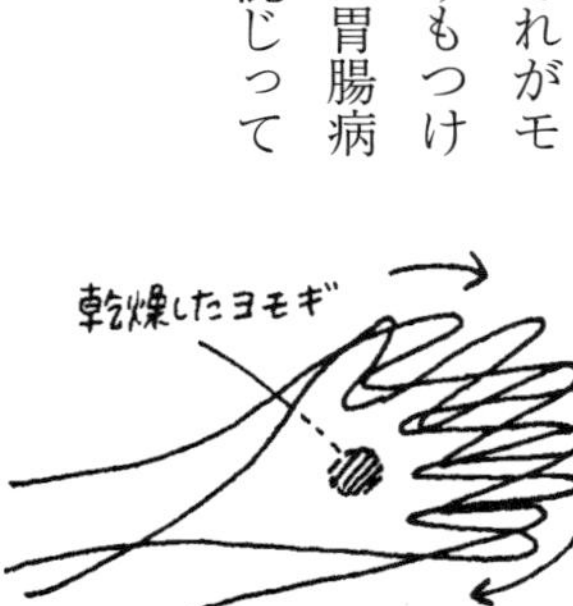
乾燥したヨモギ
手を回すようにして
柔らかくもむ

【薬草の使い方メモ】

塩を使う——①
ヨモギの温湿布に

昔風の金ダライか大きめの金属のボウルに六〜七分目の水と、乾燥したヨモギひとつかみをさらしの袋などに入れて二〇分ほど煮立てたら（中火より弱めで）、塩を海水ほど濃くない程度に加えて、熱いうちにタオルを浸して絞り、患部に当てる。冷めたらまた火にかけて、という具合にして、四〜五回は使える。

頭に上がった糖尿も落着く
コンフリー

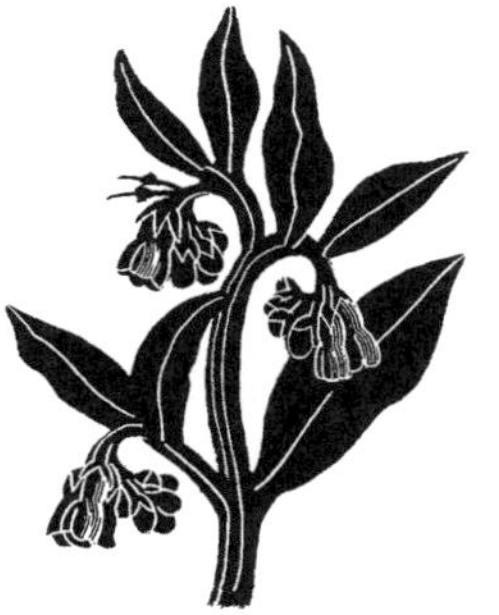

ゆがいてアク抜きしてたっぷり食べよう

コンフリーはアメリカから入ってきた植物で、向こうでは牛が食べる牧草なのね。これを牛が食べると大変タンパク質も豊富な質のいい乳が出るということが伝わってきて、ブームになったわけだけど、いつの間にか飽きられちゃって。何だか邪魔にされてしまっているところがあるような草だけど、実にいろんな病気に効く要素を持っているの。糖尿には大変いいといわれているし、肝臓にもいいんですよ。

使い方としては、夏は生の葉を料理に使ったりして、冬には乾燥して保存しておいたのをお茶にして利用するというように使い分ければいいと思うの。

ただ相当にアクが強いから、生で使うときにはアク抜きするのがちょっとめんどうな

コンフリー　ヨーロッパ原産の多年草で和名はヒレハリソウ。明治時代に牧草として導入され、昭和40年代には食品としても栄養に富むとしてブームになった。その後忘れ去られたが、野生化したものが日本各地でよく見られる。糖尿病、血圧の安定、貧血、強壮などに用いられる。

のね。絞るとコーヒーのような色の汁が出るんだけど、これはチッ素分で、このアクのせいで食べにくいのと、チッ素の摂りすぎは体にもよくないから（※日本の栽培野菜は、促成栽培で、市場に少しでも早く出荷しようと化学肥料を大量に投入するため、硝酸態チッ素のかたちでチッ素分が過剰に含まれているといわれる）よくアク抜きしてね。

まず、塩を入れて煮立てたたっぷりのお湯の中にコンフリーの生の葉を入れてゆがいたら、水にとって茶色の水が出なくなるまで何回も水をとりかえてさらすの。そしたら水気を絞って、刻んで油で炒めて食べるとおいしいのね。コンフリーは油とすごく相性がいいから、生のままだったら天ぷらにしてもいいし。これはたくさんは食べられないけど。

手軽に食べられる工夫をして

糖尿でひどい状態の友だちのところには、毎日コンフリーをゆがいて千切りにしたのをいっぱい持っていって、一回分ずつくらいをビニール袋につめて冷蔵庫に入れておいてきたの。それで彼女は、マヨネーズをかけておいしそうに食ってらっけ。一週間くらいしたころ、どうって聞いたら、調子いいって。

糖尿がひどくなると女性は膣がかゆくてたまらなくなるっていうのね。彼女も「爪を立てて掻いてもたまらないかゆさ」だって、つらそうだったのね。熱いお湯で洗うといくらかいいそうなの。これに対して、大根の葉っぱが効くかどうかかってことはよくわか

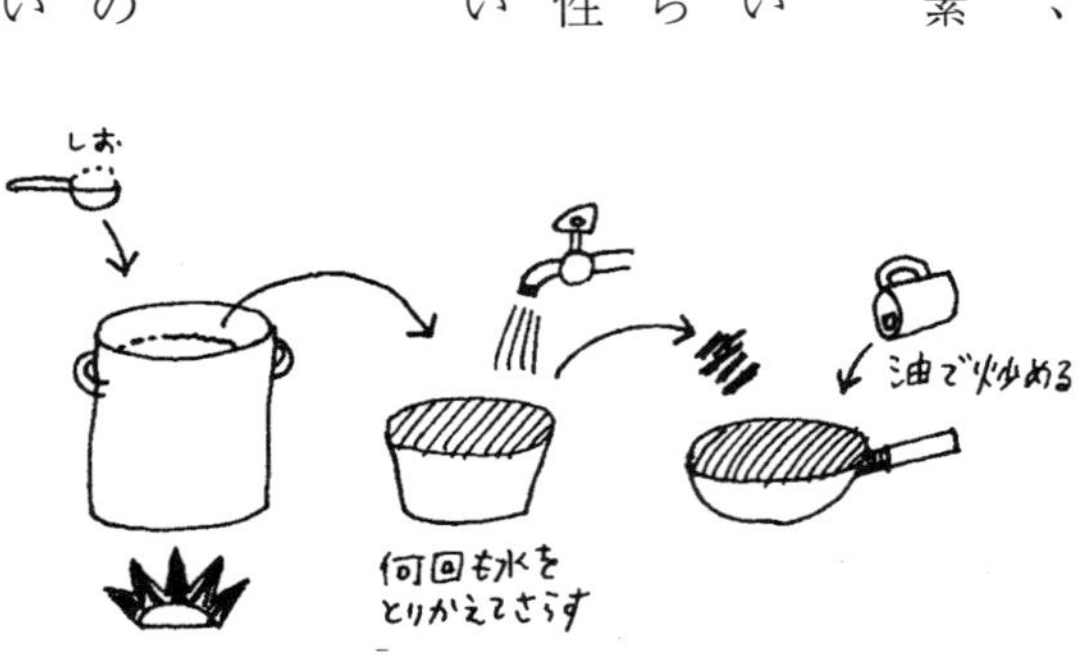

らないけども、トリコモナスが大根の干し葉を煮出した湯で治るくらいだから、あるいはいいんじゃないかなって思うんだけどもね。

その彼女が「ずいぶん甘いもん食べたったっけ」って。血糖値が三〇〇にもなったっけど。ただただ吐き気がして、食べ物を全然受けつけなくなるんだっていうのね。あそこがかゆいっていうのは精神的におかしくなるみたいなの。だから糖尿の人はよく頭さ上がったようだって言うのね。それが毎日のようにコンフリーを食べてたら、なんかこう、落着いたような気持ちだって。

あとコンフリーの根っこを乾燥したのは、肝臓はもちろんだけど腎臓や胃にもいいの。生の状態のときにゴボウのささがきみたいにしてわずかずつ削ったのを煎じて飲んでると自然にむくみが引くからね。根をすって飲むほうがなおよく効くようですよ。ただし根っこを使うときは風や陽に干して乾燥させてからのほうがエキスが出ていいんですよね。

肝臓には、コンフリーの葉っぱとタンポポの葉っぱを混ぜてもいいし、コンフリーの葉っぱだけでもいいから、千切りにしてゆがいてようく水さらししてアク出ししたら絞って、細かく刻んで少し塩をふってひき肉なんかと混ぜてね。多めに作って半分くらい火を通したのを冷蔵庫に入れておいたら、仕事を持ってて忙しい人でも、ちょっと手を加えればすぐに食べられるでしょ。

毒が脳に行かないようツボを刺激して

夏の間にコンフリーを乾燥させておいて、冬にはそれを粉にしたのをお茶にしたりして飲むというのもコンフリーを活用する方法ね。だからってそれをどれっだけ飲んでもいいってわけではないんですよ。

薬草とは違うけど、糖尿の人は鼻からまっすぐ上がった頭のてっぺんのツボをターっと押すといいの。それから鼻の下の溝があるでしょ、そこを親指で刺激するの、それからくちびるの下を刺激する。やっぱり、糖尿は脳の病気になりやすいから、毒が脳にたまらないように、こうしてツボを刺激しているといいと思うのね。それからおへそとみぞおちの間くらいのところを押すのもいいですよ。

ギシギシの酸味が肝臓にいい

肝臓にはギシギシもいいよ。ギシギシはね、最初の若芽がでてくるとき、袋っこみたいなのかぶってるべ、そのときがいいの。それを採っておひたしにして食べたり、さっとゆがいて水切りした豆腐と和え物にしてもいいじゃない。あんまり山のようにいっぱい食べるんじゃなくね、二〜三本くらいにしたほうがいいよ。それと酸味があってその酸味がいいのだから、天ぷらのように揚げてはだめなのね。あれは春のものだけれど、若芽の季節が過ぎたら、こんだ葉っぱを乾してお茶用にしておいてもいいし。

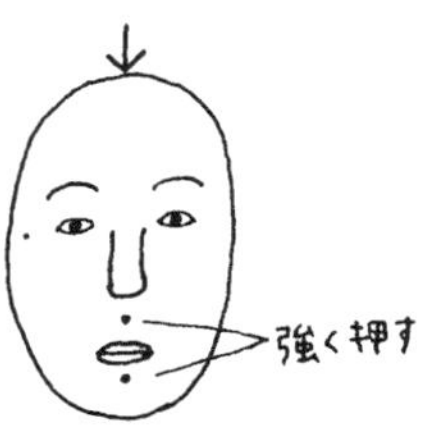

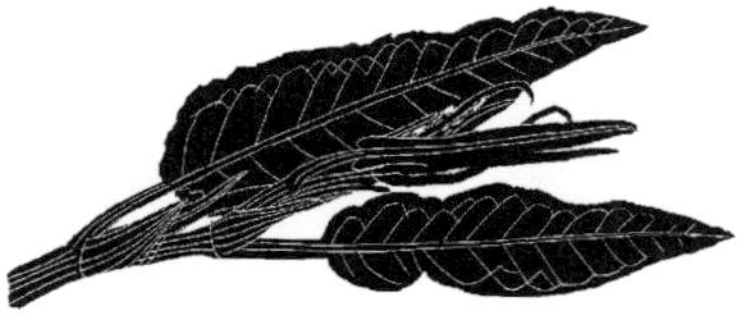

ギシギシ［羊蹄］　タデ科の多年草。日本各地の少し湿り気のある場所でよく見かける。細かい針状の突起に被われた茎をこすり合わせるとギシギシと鳴るところからこの名前がついたともされ、染色にも用いられている。

肝臓には強い味方
キハダ

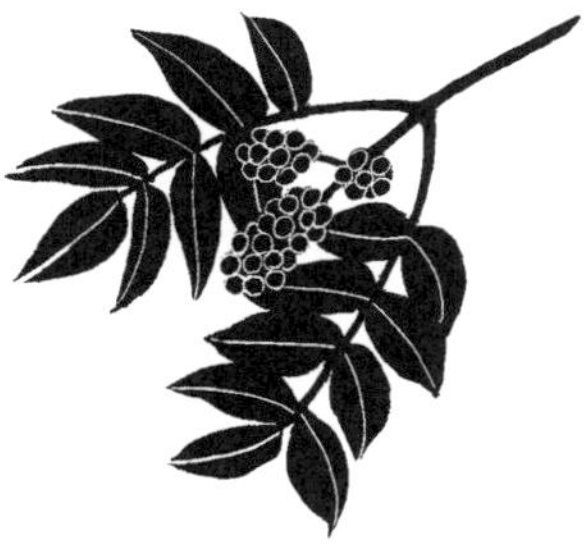

真っ黄色になったエキスを薄めて

そうそう、肝臓にはキハダよ。キハダが抜群。中国では昔から肝機能を良くするって言われてきているそうだし。山に入ると、近づいただけで匂ってくるからキハダの木だってわかるくらい。幹の内側の皮をはいで干しておいたのを水に一晩くらい浸けて、黄色く色がついたのを水で薄めて飲むのね。

濃く飲んじゃだめ。薄ーくしてね。キハダの木の齢とったのは貴重だし、皮も厚いから、わずかくらい入れても水が真っ黄色になるでしょ。だからそれがいいと思って飲むと、強すぎることになるんだから。

若い友人にキハダをあげたら、真っ黄色くなるくらい溶かして、「一条さんからキハダ

キハダ【黄檗】　ミカン科の落葉高木。日本各地の山地に自生し、高さ15メートルもの大木にもなる。幹の内皮が黄色いことから、黄肌（膚）の意味で。キワダ、シコノヘ、オヘギ、ニガキ、サンゼンソーなどの呼び名も。アイヌ語ではシケルペ（果実）、シケルペニ（木）。古くから健胃などの薬用に重用されてきた。

もらっていいことしたなぁ。二日酔いしないもの」なんて言ってるんだもの。念を入れて言わないと。守るためにあげてるのに、なんてことだべって思ったよ。「これ飲んだら、酒慎め」って、くれてやらねばねって思ったったよ。あれっくらい肝臓にいいのはないの。胃がもたれたり腸の調子が悪いときにもとても効くので昔からよく使われてきたのね。

キハダのエキスを作るときはね、水道水じゃなく、なるべくきれいな水を空いてるビンかペットボトルに一リットルくらい。そこにキハダをひとかけ（二cm×四～五cm程度）入れて大体ひと晩くらいおいたら濃い黄色になってるから。ただしそれは濃すぎるので、飲むときはコップ一杯の水にそのエキスをうっすら色づいたかなというくらいに加えて。これを一日三回くらい飲んでるといいの。

ただ、胃がもたれるっていうときに、心臓からきていることもあるからね。注意しないと。心臓が疲れているときも胸焼けするんだよ。心臓といえば、咳が軽く出たりするときなんかも、心臓に水がたまっていることもあるからね。だからあまりに忙しく仕事を続けてきている人は、そういうことも気をつけたほうがいいよ。

それから、肝臓には、根生姜をすりおろしたのとそば粉と混ぜて、たれない程度に水で練ってガーゼか晒し布のようなのに一センチくらいの厚さにだーっと塗って貼るのもいいの。そば粉はどうしてもだらーっとなるから、少し小麦粉を混ぜるといいね。そして内服としてキハダを薄めたのを飲んでればね。朝、昼、それと寝る前と三回くらい飲

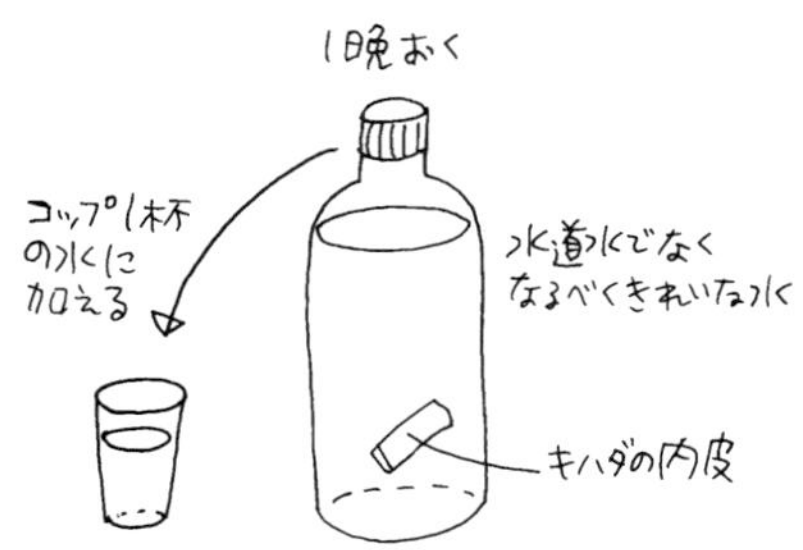

んでれば相当効果があるから。それでねかったらキハダの液を脱脂綿かなんかで塗るか。それもいいの。塗るときも、上品な奥様がそーっとやるようなんじゃなく、気持ちを入れてちゃんと染みこむように塗ればね、細胞の中に入っていって、治癒力になるんだから。良くしようと思ったら、やっぱり労をいとわないことですよ。

ツユ草

根っこから煎じて腎臓に

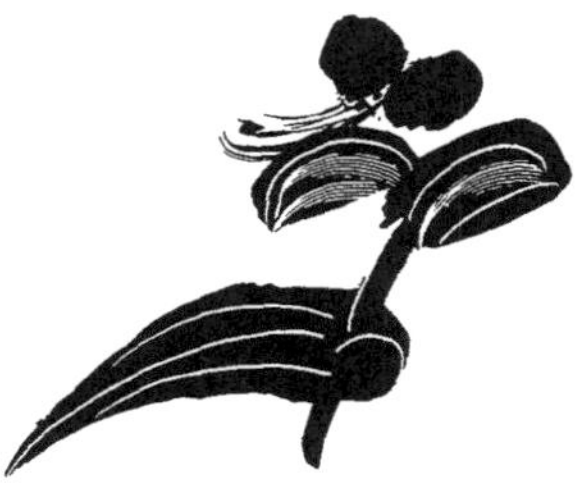

はかなげな風情にたくましい生命力

ツユ草も腎臓にとてもいいんですよ。ちょっとした重い腎臓でも、根っこから全部、葉も茎も煎じて飲めば、だいたい三日くらいで尿が出るの。これっくらいおしっこ出すのはない、っていうくらいよ。ほんとに効くから。

ツユ草は梅雨のころから本格的な夏にかけてぐんぐん繁殖し始めるから、大きく育っ

ツユクサ［露草］　ツユクサ科の1年草。日本各地の道端や小川の縁に群生する。初夏から夏にかけ青紫の花をつける。4、5月ころの幼葉は茹でておひたしや汁の実などにもする。

て花が咲く前に太めの茎から選んで根っこごと三日くらい風通しのいいところで陰干しにして、生乾きのときに煎じてお茶にして飲むといいのね。なっかなか乾きにくいけども、長期間保存する場合は、よく乾燥させてね。ツユ草ってはかなげな風情だけど、大変に繁殖力のあるたくましい植物だから、多少採ったくらいでは根が絶えるということはないからね、ありがたくいただいて。

使うのはいわゆるホタル草とかトンボ草って言ってる、藍色の小さい花をつける種類のほうね、茎も葉も肉厚でたくましくて大きな花をつける種類じゃなくて。

ツユ草だけをお茶にするときは、やかんひとつの水に対して、ひとつかみだと余計だから、半分くらいにして。それで沸騰してきたら弱火にして二〇分くらい煮出したら飲みごろかな。飲み切ったら、もう一度くらいは煮出して使えるから。二回で、もったいなくても捨てると。土に返してもいいし。

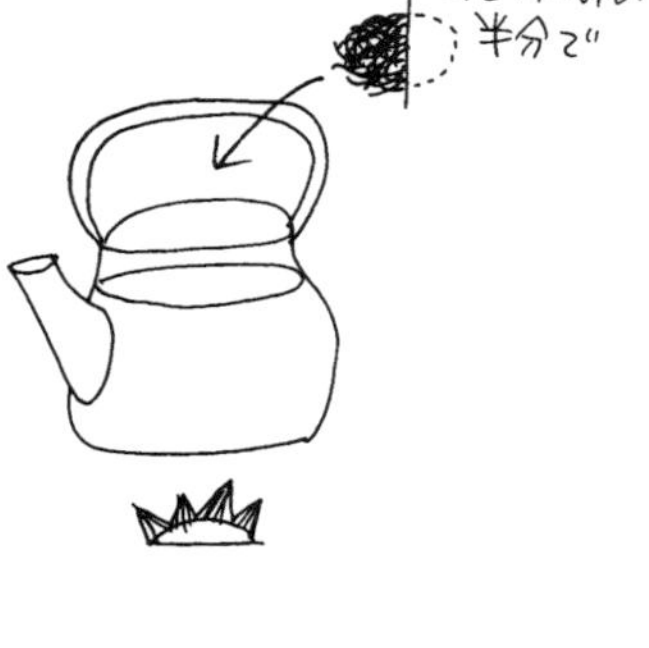

腎臓からの腫れ・むくみに

ウツボ草

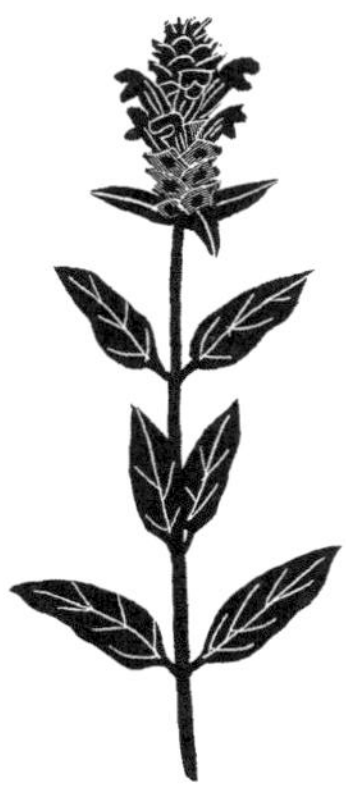

妊産婦の人が臨月近くなってよく顔がひどーくむくんだりするんだけど、そういうときにウツボ草を煎じたのを飲んだのね。これも根っこから何から全部使うようにしてね。やっぱり腎臓にとってもいいの。初夏から秋頃まで花が咲いてるんだけど、枯れたようになってる花と根っこも一緒に採ってきて、煎じて飲めばだいたいの腫れはひくから。

農家では朝、動物たちに食べさせる草を刈りに行けばウツボ草もいっぱいあるから、採ってきて軒につるしておいたりしてましたよね。ただ、私が関わった農場のある山の開拓地のそばにもいっぱい生えてるんだけど、もっと昔は、開拓に入って農業をやって来た人たちは、余りに農作業が忙しくて、薬草を煎じて飲んだらいいと思っても干したり煎じたりする時間なんてなくってね。キノコとか山菜もいっぱいあるんだから採ってきて漬けたらいいのにっていわれても、それは無理なことだったのね。

ウツボグサ　シソ科の多年草。日本各地の日当たりのよい山野によく見られる。6～8月頃、茎頂に紫色の唇形花を密に咲かせる。名前の由来は花穂のようすが弓矢を入れる靭に似ていることから。生薬名「夏枯草」（かごそう）。急性腎炎、妊娠時のむくみとり、膀胱炎の治療に用いられる。

昔から利尿に秀れていた 木ササギ

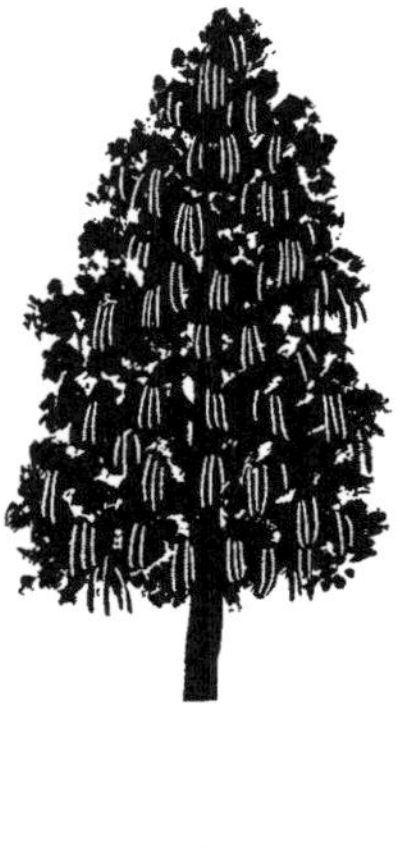

腎臓の機能が衰えてむくみが出たりするときに

マメ科の植物で、三〇～四〇センチもの長さの細い莢（さや）をびっしりぶら下げた木で、大木になるのね。郷里の私の家には、四〇年くらい前に、小学校で同級だった友人が植えてみない？　って苗を持ってきてくれたのが大きくなってるの。昔からキササギのお茶を飲むとおしっこがよく出るってことはみんなわかってたからね。喜んで譲ってもらったったよ。

むくみが出てきたりして腎臓が悪くなってんじゃないかっていうときに、これを煎じて飲むと効くのね。何年分って蓄えてる知り合いもいるの。

キササギは伸びるのが早いから、苗を植えて三年くらいでも、実が使えるくらいに

キササギ、キササゲ［木豇豆］ノウゼンカズラ科の落葉高木。中国中南部原産。暖地に広く植栽され、野生化もみられる。高さ6～10メートルもの高さにもなり、莢がササゲに似た30センチほどの長さの果実が垂れ下がる。若い果実は食用になる。薬用には莢ごとよく乾燥させて利用する。急性腎炎、膀胱炎などのむくみ止めに。

は育つんですよ。これを街路樹にしているところも盛岡市内にはあるけど、排気ガスを浴びて気の毒なのね。

中国では腎臓の薬として
スイカ［西瓜］

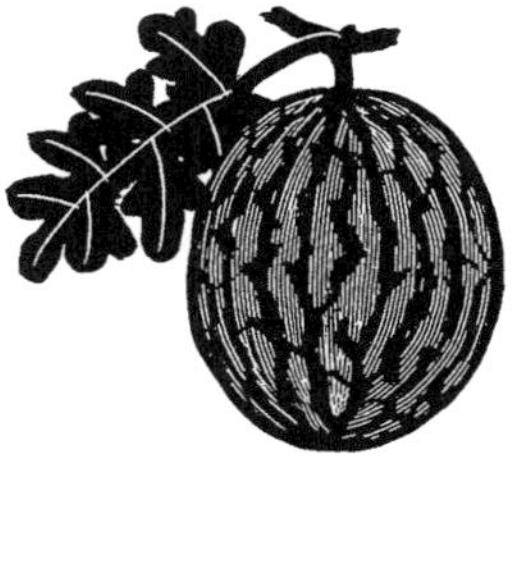

白い果肉部分を薄塩味のジャムにして

スイカも腎臓にいいの。〝腎臓の神様〟っていうくらいなんだからね。実の部分、これはもちろん腎臓にいいから、まず普通に食べるでしょ。それで残ったところの、いちばん外側の皮はむいて、白い部分ね、そこを適当に刻んで塩を少し入れてとろとろに煮つめて裏ごしをすると、薄い塩味のジャムみたいなのができ上がるから、これを食べると、おしっこがよく出て腎臓にとてもいいのね。ずっと農場の野菜を売ってきた夜市でも、麦屋って店をやっていたときにも、ずいぶんお客さんにこのスイカのジャムを勧めてきたったっけ。

スイカはもともとは薬だったんですよ。中国では徹底的に利尿剤として治療に使われてきたのだから。日本でも、病院ではネフローゼの患者さんには他の病気の患者さんより、うんと大きなスイカを出していたの。同じウリ科のキュウリも利尿作用があるし、〝命の水〟って言われて、水飲むよりキュウリを食え、なんて言ったりしたくらいだから、季節にはたっぷり食べたらいいよね。

おしっこと一緒に毒を出す

利尿効果がある、というのはつまり、おしっこがどんどん出るようになれば体の中の毒が一緒に出てくるからということで、薬草に共通の大事な働きはこれですよね。利尿によい薬草を飲んで、おしっこが近くなるのは、気にしないでいいと思います。

そういうのと違うのは、私はこの間、夜中にも頻繁におしっこに起きるようになって、どうもこれは腎臓が何だか調子悪くなってるんじゃないかなって思ったの。それでおへその下にお灸をしたら、どうやら元に戻ったんですよ。

おしっこが出るからといって安心していいとは限らないのは、おしっこにちょっとでも血が混じっていたら——、糸のように細ーい血が混じることがあるんだけど、これはもう病気なんですよ。中のほうでもっと悪いことが進行しているのだから。

詰まった腎臓をきれいに
大根おろし＋根生姜

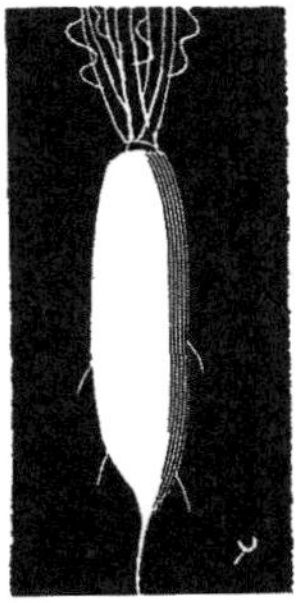

大根をおろして、それをガーゼで絞った汁をだいたい盃三杯くらいとったところに根生姜をちょっとすって混ぜて、熱湯で出した番茶とちょっとの塩を混ぜたものを湯飲み茶わんに一杯くらい飲むと、これは腎臓が弱っているときにすごくいいんだよ。腎臓の内部は網の目のようになってるでしょ。齢とってくるとそこが詰まってくるわけだけど、それがきれいにとれるの。

生姜がなければ大根おろし＋塩だけでもいいんですよ。大根をおろして絞ったしぼり汁をやっぱり盃三杯くらいに、二倍くらいの水を入れてさっと煮立てたところにちょっと塩を入れて飲むんだけど、これはどちらも飲み物としてもけっこうおいしいよね。友人のお姉さんの夫は腎臓病でなくなったんだけども、そのお姉さんがずっとこれをやってめんどうをみて、もうだめだと言われてから何年も生きたの。

切り倒された木ササギの木

かなり前から、布団にもぐり込んで様々な追憶にひかれて眠り、夜半目覚めるとね、毎夜、小鳥《こ》谷《や》の生家の裏に、大木ですくすくと天にのびていたはずの（木ササギの）木のことが思いにあふれてきて。（どうして、あの大木になろうとしていた、木ササギの木を、ずたずたにして、枯木にさせてしまったのだろう?）

現在は、数年前から、枯木になってしまってます。

——三〇年以上前に。同級生だった沢口万次郎君（当時郵便局勤務）が、簡易保険だかの勧誘に来ていて、よもやま話になって。

「ところで、ふみちゃん、木ササギの木あるべが」

「ないよ。植えたいと思ってるども、種なくてよ」

「うだば、今度。オレ、持って来て、植えでけるがら。川のそばだがら、木いっぺ植えでぐどいい」

「それに、木ササギは、小便いっぺ出すって、昔から云われでる木だがら、一本ぐらい植えでぐと。年とってから、役に立つべせ。

小便、出がらかしたら（出づらくなったら）、木ササギ煎じて、それ飲んでいたもんだ。おれ、小ちゃ時、よぐそんな囲炉裏端のごど、記憶にあるよ」

それから間もなく、沢口君が木ササギの苗を持ってきて、裏に植えてくれて。川端の傾斜地で、土壌がよかったのか、木ささぎの苗に合っていたものか。木ササギは、まるで、目を見張るようにぐんぐん大きくなっていったのね。

そして、二十数年経って、木ササギは天へぐんぐんのびていたと思っていたら――。

どうしてこういうことするのです？　木ササギは、無惨に鉈（なた）でかき切られて、殺されてしまってました。

～そこへ毎夜、思いは行って。〃ごめんなさい。私が見とどりするヒマなく働いてしまっていて。木木をいため、杉の大木も切られ、持って行かれて〃と、木ササギへ、限りなく詫びている夜がつづいて。


この緑ヶ丘のすぐ裏道から抜けたところに、今はやりの店が出来て。そこの駐車場にしてしまった空き地の隅の所に、ひっそりと大木に成長しつつある木ササギがあったの。何年か前に一度、枝を全部おろされていて、それを偶然みて、とても悲しい思いをしたったけれど――。

夜が明けるのを待って、出ていってみると、地上二メートルぐらいから上、バッサリと切られてしまっていて。寒いさむい早朝のことだったけど。なんにも駐車場には邪魔にならないのに――。冷えた手で、切る時に落ちた木ササギの実をひとつひとつ拾って戻りました。

～でも～。散歩の途中、周りをよく見てみたら、もう何本も木ササギの苗が小さく、大きく育っていて、あちこちに実をつけるまでになったのもあって。風に運ばれた種が根づいたのでしょうか？

そうとう古い時代から、ドクダミと平行するように、人間や馬たちの利尿薬として役立ってきた、木ササギも、もう過去の薬草となりつつあるのかもしれない。だけど、人間たちがおしっこして。

おしっこが老いていきつまる時に、敢然と人間の身体を支えてくれて、体内の毒なるおしっこを出してくれる存在であり得ていることを、街行く人々に伝えたい思いがあるのです。

木ササギは昔から、利尿薬として人々に大事にされてきていて、副作用が全くない、というのです。少し調べてみますと。大変にすぐれた利尿薬とのことです。

その昔は、木ササギの木の植えてある所に住んでいる人々は、漢方医であったり、漢方医薬所であったり。大木があって、人が住まなくなっている場所を追ってみますと。必ず前記の人々が暮らした跡地ということだそうです。

腎臓に温湿布が効く コンニャク

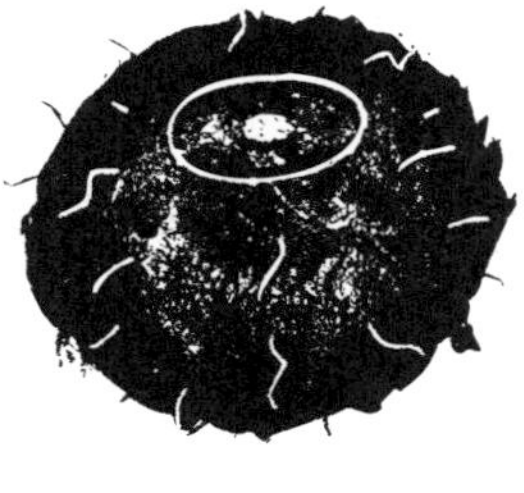

生姜のエキスが染みたコンニャクで温める

コンニャクは熱を加えて腎臓を温めると効力があるの。これは実に効くんですよ。おしっこが出にくくなった時に、コンニャク二枚を熱湯でしっかり中まで熱くして乾いたタオルに包んで、左右の腎臓の位置にあてがうと、すんごくおしっこが出ていいの。

コンニャク湿布も、私はゆでるときにかならず生姜を切ったのと塩を入れるのね。だから生姜のエキスが染み込んだコンニャクを患部に当てるというふうに。三～四回は繰り返してコンニャクを使えるから安上がりだというのもいいですよね。

だけどコンニャクは作用が強いから、やりすぎたらよくないっていうのね。これは「麦屋」をやっていた時にお客さんから聞いたの。それとあんまり何日も続けても効果

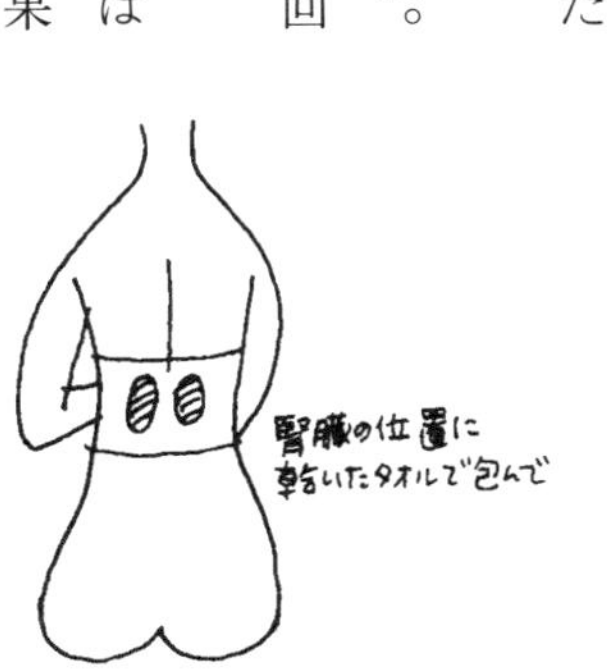

いというのは、何でもいいって。ずっと続けていると慣れてしまって効かなくなるというのは、何でもいいって。ずっと続けていると慣れてしまって効かなくなるといえることだけど。お茶もそう、お灸もそうだし。だからあんまり同じものを長く飲み続けずに、ちょっと休んだほうがいいみたい。たとえば灸をやって、しばらく二、三日休んで、こんどはコンニャクをやって、そしてまた次に何かやってというのがいいんじゃない？

腎臓の症状といえば、まず、むくみ。疲れてくると腎臓の働きが鈍ってくるのね。鈍いような痛みがあったり、手も朝起きると、むくっとして腫れてきたりするし。それとストレスの影響をいちばん受けやすいのが腎臓じゃないかな。

以前に教師をしていた知り合いが腎臓を悪くしたったの。それでその人にね、「痛いところを一生懸命こするといいんですよ。毎日、少しずつ腎臓の痛いところをこすっていてみて。鈍痛っていうか、なんとなく重いような感じのところを」って言って。それで私もしばらくそのことを忘れていたんだけど、一カ月くらいして先生からほかのことで電話があって、「ところで一条さん、ありがとう。こすれって言ったから、一生懸命腎臓こすったっけぁ、よくなった。全然痛みもなにもなくなった」って。やっぱり効果あるんですよ。言われたとおり両手をこすって温めて、エネルギーを出してから痛むところをこするようにしたんだって。ほんとーに楽になったって。喜ばれたよ。それは医学的に「良くなった」っていうわけじゃないよ。自分で感じていた症状がとれたというわけよ。

花咲くころ、種になるころ、それぞれに潜む薬草の力

よく薬草採りの人たちは、開花する前とか、開花したときにいちばん精力があるとかっていうけど、私は採りたいときにとるんですよ。あえて言うとすれば、女の人でも妊娠する前というのはいちばん力があるのね。だから花が咲きかかったときがいちばん薬草の力があると思う。でも、花が終って種ができるということの意味を深く考えてみれば、この種になる時期に採ってお茶にしたりして飲むというのも、そうとうな力をもらえるんじゃないかなって。

そういう「生物的にいちばん効力があるという季節」に採って飲むというのもそれはそれで一つの方法だけど、野原に遊びにいったとき、たまたま雑草の中にドクダミがあったり、ゲンノショウコがあったり、自分が知っている安全なコンフリーとかツユ草とか、またアカザ、イタドリ、ギシギシ、母子草とかがあったから採ってくるというのでいいんじゃないかな。季節がずれたからといって効果がないとは、私は思わないんですよ。生存している草たちそのものが薬草なんだから。

いま住んでいるところの奥に黒森山という山があって、たまに出かけて行くんですよ。フキなんかは木立ちの中にあるんだけども、だいたいは薬草は急斜面というか、人里に近くなったほうにあるんですね。

飲むのがイヤになれば止めて、また飲みたくなれば飲む

思うんだけれど、最盛期にとるのはプロの人たちですね。何が最盛期かっていうのは、本当のところは草にしか分からないけれど。だから自分が採れるときにとる。自分で乾燥させて自分が飲む

ます。というところから始まったほうがいちばん入りやすいし、薬草に馴染みやすいんじゃないかと思い

あと、肝腎なのは、イヤになったら飲まないこと。また飲みたくなったら飲めばいいんですよ。少しは飲み続ける努力が必要だけど。たとえばツユ草は腎臓の具合が悪いとか、おしっこが出にくいとかいうときに飲んでみようかって。そしてだいぶ改善されてきたなとか、ちょっと飽きたなって思ったらいったん止めるとか、自分で判断するようにして。

採取した薬草も、八月の土用（八月初めころ）に洗って陰干しにするのがいちばんいいんだけれど、そうはうまくいかなかったりするから。私は全然そんなことにとらわれないで見つけたときに採ってくるんですね。あんまり効果はないかもしれないし、でもあるかもしれない…。

たとえばアカザでも、春先に採るのと、秋に採るのでは効き方が違いますから。自分でやってみて、これがいちばん力強いなと思ったのが、いちばんいい方法なんですよね。そう思えたのは、アカザを採ってきて陰干ししたもの、これがいちばん効果があったと実感しましたからね、私は。自分の体で試しながら、調子を見ながらやっているんです。

あんまり続けると人間のからだって、飽きるんだ。私も自分でやってきて、そう思う。たとえばお灸をやるでしょ。いいからってどんどんと一カ月もやるとね、ぜんぜんだめになってしまって。だから一週間やって、二〜三日か一週間休む。そしてまたやるというように。お茶もそうだと思うの。ただ一種類はずーっと続けたほうがいいと思いますよね。たとえばドクダミ、ヨモギ、ツユ草という基本的な薬草ね。あとは飽きたらちょっと飲まないでみたほうがいいわね。薬だって替えたほうが効き目があるんですよ。そこはすごく大事なところなの。

体に合った一〜二種類を飲み続けるほうが

薬草を飲む基本というのは、薬局から買ってきて飲むのでなくて、自分が採ったものを自分で飲んでみる。それが持続するうえの一つの方法だと思いますね。自分の体に照らし合わせてドクダミが合うとか、いや自分にはツユ草が合うとか、スギナがいいとかね。飽きたら別なものを飲めばいいんですから。自然の中に入って採ってくることができないところにいる人は、鉢植えでもいいから手近なところでまずやれることから試みていくというふうにしていったらどうかな。

それと、自然に自生するものの力は相当なものだけど、漢方薬は別として、日常的に使う薬草に関しては注意も必要なんですよ。あれもいい、これもいいっていって薬草を何種類も飲んで病気になって死んでる人もいるんだから。医者の薬よりも複合作用の危険が読み取りにくいということもあるの。だから私が勧める飲み方は、自分に合った薬草を一種類か二種類、ずっと飲み続けるというやり方ですね。時には三種類くらいにしてもいいし。

だからって、「薬草で病気に…」っていう話に怯えすぎてもいけないですしね。山の開拓地から朝市に野菜を出していたときのお客さんで七、八年ぶりで会った人が、青ーい顔して「何かいい食べ物ない？」って言うんですよ。若いのに何でこの人こんなに不健康なんだろうと思ったのね。それで冗談に、でも半分本気で「あらゆる草ってのは、毒草除いて、人間に対して悪いはずねぇから、薬草でなくっても、その辺の草を根っこごと採って飲めばいい」って教えてあげたの。彼女はそれを実行すること六年。顔もぷっくりして「いやぁー、いかった。おばあちゃんさ、ありがとう言わねばなんない」って、すっかり元気になった様子で話してくれたのね。ガンの人だって、まだ人の手が余り入っていない草原にそっと寝かしてあげるだけで違うんじゃないですか。

人間は迷いってものがあるわよね。だけどもやっぱり、他人から押しつけられるのでなくて、自分で知ってる範囲で、たとえば血液がにごる—、年とってくれば濁るのはあたりまえなんだけども、これを「ドクダミを飲んだら血液がきれいになるんだ」って思うことね、ドクダミとの信頼っていうのかな、そういうことがすごく人間を元気づけるんじゃないですか？

自分を守ってくれる薬草に出会いたいと思って、いろいろ散策したり自分で摘んだりして楽しみながら、なるべく医療に近づかないようにして、それは医療を拒否するという意味ではなくて、ある程度現状維持して医者にかからなくてもいいようになっていく、ということを私は願ってますよ。

大自然の音を聞きながら心の中にすぅーっと集まったもの

まず、西洋医学と東洋医学とあって、漢方というのは中国の医学ですね。だけど薬草は漢方とも違うんですよ。漢方は漢方ですごい体系があって立派に役割を果たしているし、西洋医学の薬だってそんなに反発しなくてもいいと思うんです。その中間に民間療法というのがある。私が求めているのは漠然としてるけども、やや民間療法らしきものだと考えています。

西洋医学の助けも借りなければならないけども、それと同時に、本来人間と深い関わりのある地球が何回と滅びてもなおまた生えてくる—、生命の原点ともいう強靭な草に対して思いを抱くということがすごく、人間のいのちというよりもっと根本的なところから関わって、そこからだんだんに人間のいのちが始まると思ってるんですよ。

私が風とか土とか雪とか、大自然の音というものを聞きながら、自分の心の中にすぅーっと集まったものを、しかも自分のからだの中に入ったものをいったん出して、実践して、また女のからだの中に取り入れていくという方法ね、薬草ってそういうもんじゃないかなって。

だから役に立てようと思えば、人間が生きているかぎり、野菜と一緒に、薬草はずいぶん人間を助けると思う。そういう意味で、気持ちのある人は、自分で重宝していけばいいのであって。ただ、どうしても民間療法が嫌いな人もいるだろうし、西洋医学でなければだめっていう人も中にはいるから。だから選択は自分。でも、そういうことを抜きにしても、人間がいちばん親しみやすいところに存在しているのがこの薬草たちだと思うんですよ。

自分の生活の中に薬草を生かす場を作る

しばらく前に、コンフリーを乾燥していてそう思ったんだけど、七月、八月のころの直射日光ってこのごろばかに強いから、ガリガリになってしまって。そういうふうにならないように、風が当たるようにして吊すといいですよね。そうするとさんわりといい按配に干し上がるから。

秋に採った薬草を干すのは秋。それは冬を越す薬草ですね。ヨモギとかなんでも、春とか夏に野摘みして干したのを一時飲んでいて、秋になって、次の年の種がこぼれる頃になったら、こんどは根っこから採ってもいいから、十、十一月あたりでこれは逆さに吊して乾燥させると。そうすれば次の年の春まで飲めますから。そしてもうちょっと余計作れば、さらに三、四、五月と飲めるようになるし。

冬が長い東北は、こういうふうに二段構えにして循環させていって、秋にまた乾燥させてそれをまったく冬のために準備していくというふうにしているわけです。私自身も、いま現在は街の中で生活していて、薬草を干す場所があまりないんですね。でも、自分が生きている場所に、生活しているところにそういう場所を作るのも、一つの方法だと思ってやっているんですよ。

理屈じゃなく知恵で食べてきた私たちの祖先

大昔、人間は森からサバンナへ出てきて、初めて目にする草ばかりの中で、この草を食べたら死ぬか生きるかっていうときに、もっとも進歩的で勇気のある人間がまず食べるんですよね。バタッと死んじゃえば、これはおっかないものだって。また、これを食べたらみんな元気になった、ああこれはいいものだって、貴重な経験から学ぶ。人類の知恵というのは、今日までの長い歴史の中で、二本足で立って今のようにできあがるまでに蓄積してきたものであって、薬草だって気が遠くなるような時を経て、人間のからだ自体が覚えていることじゃないでしょうか。

まったく何も知らない人だと思われていても、知恵がものすごく豊かな人たちがあるわけですよ。今の人たちはものすごく知識をお持ちだと思いますよ。ところが何にもできないってことがいっぱいあるでしょ。これを食べないとビタミンがどうのこうの、栄養が不足してしまうとか…、ものすごく理屈をつけて、子どもの口にぎゅうぎゅうと知識を詰め込んでいる。

知識じゃなく知恵で食べさせるって、簡単なことなんですよ。たとえばサンマに大根おろしを添えるとものすごく食べやすいでしょ。食べやすいということだけで、子どもは喜んで食べるわけですよ。私たちの方であぶらげ豆腐って言ってるんだけど、これなんかもじとっとしているけれども熱湯を通して、あとキャベツをいっぱい入れて甘く煮たりとかすればね、長い間の知恵で、じつに舌になじんだ味になっているわけですよ。

妊婦さんの子宮ガンの予防に

大根の干し葉

食べておいしく、風呂にもいい大根葉の滋養と薬効

私たちの方では、おつゆの実といえば大根の干し葉と思うくらい、生活に密着していて、これが本当においしいんですよ。体を芯からあったためてくれるし。それに、普通の味噌汁は何回も温め直したら美味くなくなるでしょ。だけどこの干し菜汁は何度温めても、まずくならないの。煮れば煮るくらい味が出ておいしくなるからね。昔はどっこの家でも冬中、それから春までも食べられるように大事にとっておいて使ったもんなの。

食べるほかにも、女の人たちが子どもを出産したあと、大根の干し葉を煮立てた汁でお尻を洗ったりしてね。うちのばっちゃんの友だちの子なさせ婆さまが産婦さんの

お尻をそうやって洗ってあげてたった。〝白血長血（しらちながち）〟というのは子宮ガンのことなんだけど、その予防にということからなのね。

すっかり茶色くなるまで干さないと

このあいだ知り合いが、「私、あまり子宮の調子がよくないの」って言ってて。いまその人は農業が楽しくて一生懸命稼ぐんだけど、もともと農業で鍛えた体と違うから、どこかで体に無理がきてしまうんですよ。彼女の場合は婦人科系にきてる。それと年齢的にもそろそろ更年期ということも考えなくてはいけないところにきていると思うし。

自分で大根の干し葉のお風呂を使ってるって言うから、「大根葉はどんなふうなのを？」と聞いてみたら、今年干したり去年干したものということなんだけど、ほんとうは、大根の干し葉はすっかり茶色くなったのでなくてはあまり効果がないんですよ。古くなったものほど薬草としての力があるから、それで、私が山から持ってきておいたのが少し残っていたのでそれをあげたのね。

私自身も、交通事故のあとの後遺症が出たときの二カ月あまりを、ほとんどそうやって保存しておいた干し葉のお風呂とか、さまざまな薬草で治したからね。

生の葉っぱだって、熱があるときなんか、そのまま患部に当ててると解熱にもなるし、すごくすっきりして気持ちよくなるんだよ。

産後には「血を治める」ことが大切にされた

昔はよくお産のお見舞いというと焼き麩を持っていったものでした。それと南部のせんべい。原料は小麦粉ですね。焼き麩はおつゆの実ですね、そこにちょこっとネギとか入れて。食事が運ばれてくると、また焼き麩かと思うくらい焼き麩ですね。ただ、それが一週間とか二週間、三週間も食べさせられるのは本当に恵まれた家だったけれど。これは子宮ガンの予防のためだったんです。昔のことばで言うと〝白血長血（しらちながち）〟――それだけ白い汚れた血が長く出たりして女の人たちが亡くなったんでしょうね。「血を荒らす」といって、果物の梨は絶対食べさせませんでした。カボチャも血が治まるまではだめといって。お茶は番茶。ふだんドクダミなんかの薬草を飲んでいても、お産のときは、必要以上の解毒作用を用心して飲ませなかったですね。私も具合が悪くなったときは、富山の薬屋さんが持ってくる漢方薬の実母散を飲まされました。

昔の人たちは「血を治める」ということに非常に重点をおいたんですよ。なぜかというと、子宮から赤ん坊が離れるとき、箒（ほうき）のミゴ――先の方のパーッと広がったところ――くらい子宮の血管が赤ちゃんを産むことによって切れるって言ったものなんですよ。だからその血を落着かせるために薬湯を飲んだり、実母散を飲んだりして。血が逆流して頭に血が上って出産のときに失敗してしまう人がいますからね。それであとになってからも時々顔が真っ赤になったりすることが起きたりしますから。

それから枕を高くして寝かす。ハマクラといって掛け布団を四つにたたんで寄りかかっているのがいちばんよかったんですよ。血を下げて早く安定させる。子宮の収縮を早めるというので。

だから、それが静まるまで、血を荒らすような食事をしてはいけないと、慎みを言われたものです。夫婦の性的なことも七五日は慎むようにと。

出産のときの手当てはとても大切で、何をおいても清潔なものをお尻に当てて、二一日間はそうしていたものです。田舎はたいがい便所が外にあるから、冷えないようにとオマルを置いて使ったり。お産というのは一大事業だったんですよ、本当に。妊婦が嫁ぎ先でなく、親が生きていれば実家でお産をしたというのはそういうことです。それを開拓の女の人たちは自分で分娩して、自分で赤ちゃんを洗って、へその緒を切って手当てしているんですから。今から六〇年くらい前かな。逞しいものでしたね。昔は、頭病みで一生涯ハチマキを巻いていた女の人がいっぱいいたのよ。それはほとんどがお産のときのしくじりからなの。無理したり、今のようにいつでもお湯があるという暮しでなかったから、早く冷たい水に手を入れたりとか…。お産のとき大事にした人は更年期もそんなにひどくはなくて、老後も楽しいというところがあるんですよね。

近ごろの女性たちの不養生にはゾッとします

出産というのはとても大変な仕事だから、そこから、乳ガンとか、いろいろな病気も出てくる。だからお乳だって、熱いタオルでもんで、お乳の出をよくしておかないといけないといって。残ったお乳は、昔は、家族がみんなで吸ってやって出したんです。食べ物も余分なものは食べさせないとかね。うちの方では、ゴマがいっぱい入った小麦の煎餅とかを食べさせていましたよ。餅はいつもついておいて。これは美味しいし、お乳も出るようになるといわれてたから。

また、お尻が汚れてくれば、大根の干し葉をよく煮立てて腰湯を使わせてね。今の人はすぐお風呂に入るけれども、私たちのころは髪も洗わせなかったものです。頭病みになるからと言って、櫛も使わせなかったもの。頭を洗ったり櫛でけずったりすると本当に悪いんですよ。

それに目。退屈だからって週刊誌を読んだりするけれど、昔は週刊誌はなかったにしても、とにかく字を読んだりしたらきつく怒られたものでした。目を早く使うと目を悪くするからっていって。私自身の経験で言うけど、二一日間というのは、ひどく勇ましくって何もかも元気なんですよ。赤ん坊が出てしまって身軽になってるから動きたいって思うんだけど、そのときに無理をするとあとでよくないんですね。だからその間は、どんなことがあっても、じっと我慢して、いっぱい汗を出して着物を替えて汗を取る。そうすると働くようになってからもひどい汗は出ないですから。

女の体ってそんなに変っていないと思うけど、近頃の人たちは平気で二、三日たったら頭を洗ったり、夏なんかも靴下もはかないでベッドの周りを歩いたりしてるでしょ。ゾッとしますね。更年期の症状が早く出てきたり、神経痛とかリュウマチになるんじゃないかって気が気じゃないですよ。

今は、赤ん坊が生まれるとすぐミルクを飲ますでしょ。だからガニババという真っ黒いうんこが出ないんですよね。昔は初めてお乳（初乳）を飲ませればガニババが出たものだけど。それで体内の悪い血の毒とかいったものが出たんでしょうね。あのガニババというのは人類始まって以来のものだと思いますよ。

子なさせばぁさまは、村の学者だった

私自身はいちばん上の子は自宅で産みました。子なさせばぁさまとうちのばっちゃんとが大の親友で、その人は水車小屋に住んでいて祈祷師でしたね。子なさせばぁさまというのは、その村の学

者なんですよ。お祈りもすれば、呪いもやる。ケンピキ切るっていって、包丁で肩を切って悪い血を出して肩凝りを治したり、よまい言（ごと）もやるし、八卦（はっけ）もやるし、子どもを産ませる、子どもをおろす…すべての実践的な介助者であり、学者でもありましたね。尊敬の的だったんですよ。私が世話になったその子なさせばぁさまは酒が大好きな人でしたね。

子なさせばぁさまが来るときは、アケビとかヤマブドウとか、小麦の団子やソバの団子も作って、たくさん持ってきてくれて。それで私は、今でも米の団子がいちばんうまくないんですね。

産婆さんが遠くて、子なさせばぁさまにおなかに子どもができたって言ったら、いつもおなかをさすっておまじないをしてくれて。産婆さんが来たときは、二人とも和やかに譲り合ってる感じがしましたね。赤ん坊を取り上げてくれたのは産婆さんだったけど、二人とも毎日来てくれて、お湯を使うのは産婆さんで、子なさせばぁさまはその手助けして。産婆さんのほうが二十歳くらい若かったようでした。

子なさせばぁさまというと、古い因習とか封建社会のものだと片付けられてしまってるけれどね、その反面、自然を受け入れたおおらかなところがあったんです。子なさせばぁさまというのは、単に産ませるということだけではなくて、その家の家計とかね、お金の心配から食べものの心配から、やったんですよ。産婆さんもそうなんだけれど、産婆さんは、祝詞（のりと）とかよまい言とかは、よっぽど好きな人は別として、やらないですから。

インテリだったんですよね、産婆さんは。助産婦さんはもっとそうで。保健婦さんになると、さらにそうでしょ。いっそうそのように要求されていくわけです。

子なさせばぁさまたちというのは自然から学んでね。産褥には何がいいとか、ツチアケビを自分で採ってきて、それを乾燥させて軒につるしておいて、どこそこのかっちゃが子宮の具合がどうもよくねえというと持っていって煎じて飲ませる。本当に家族のように、そこの家の一員のようになってね、頼まれれば根っから世話したんですよね。

「いやあ、ばぁさま、銭っこねくて秋の穫り入れまで我慢してくなんせ」といえば、「よーがす、よーがす」って、待ってあげて。そのまま取らずじまいの人も相当いたんでしょうね。あと、（鮭の）塩びきの一尾とか、ヒエを五升とか、要するに物々交換ですよね。それでけっこうつながっていたわけですよ。そのほかに農作業も手伝っていたんだからね。「おれは子なさせばぁさまだ」って威張ってるのは誰もいなかったもの。盛んに野越え山越えして、おまじないしに行ったり。

【薬草の使い方メモ】

大根の干し葉を風呂に

秋に大根の葉っぱを家の周りのいちばん寒くて風通しのいいところに干して、（最低でも）ひと冬は越させてしっかり茶色になったら薬湯として使える。大根二本分くらいの葉を適当に刻んだりしてさらし布か手ぬぐいなどで縫った袋に入れて大きめの鍋に水がかぶるくらいに入れ、二〇分ほど煮立てたら、湯を張った風呂に鍋の湯ごと入れる。東北ならではの伝統的入浴剤。

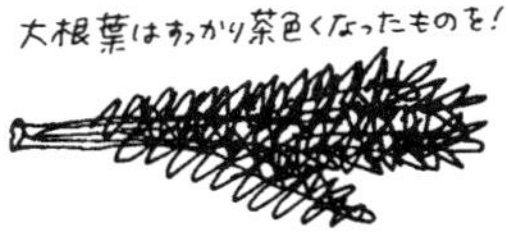
大根葉はすっかり茶色くなったものを!

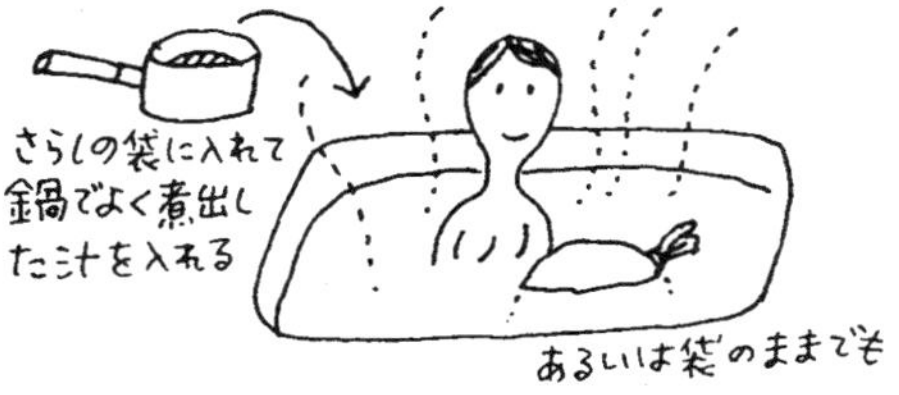
さらしの袋に入れて
鍋でよく煮出した汁を入れる
あるいは袋のままでも

内臓のさまざまな痛みに
スギナ

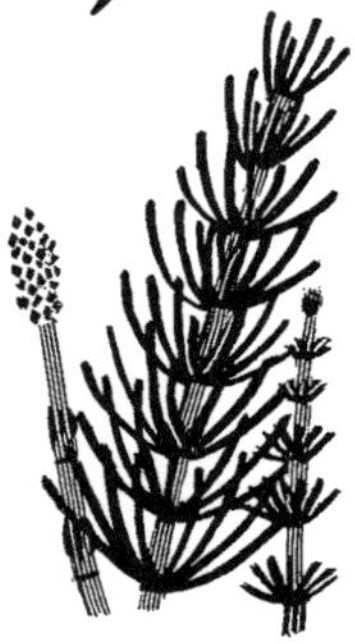

根は良質な水を求め地下二メートルにも

春、ツクシのあとから大きくなるあのスギナね。スギナはその根が良質な水を求めて地下深く二メートルも伸びていくという植物で、ミネラルを豊富に含むそうなの。下痢が止まらないときとか、便秘、肝炎、それから腎臓病、膀胱炎、それから肋膜炎にもいいんですよ。痰（たん）や咳が止まらないときとか、関節炎とか神経痛も和らげてくれるのね。スギナはすべてにいいの。

「スギナでガンが治った」って言ったらいけないんだけど、知り合いの郵便配達のひとが、ガンになったんだよ。そしたら彼はスギナを採れるだけ採ってきて、自宅の屋根の上いっぱいに広げて干して、それを焼酎浸けにしてエキスを飲んだり、煮たり焼いたりしてもう一〇年ぐらいやっているんだけど。今もとっても元気で、バイクを飛ばして〝スギナの普及員〟やってるわよ。

昔は、神経衰弱とか、神経がひどく疲れたりしたときなんかに、生のスギナをうんと採ってきて、枕にして寝かせると、神経を安めるからって。今の言葉で言えば癒されるというわけね。だから乾燥したスギナを枕にしてもいいよね。他にもスギナはパンに入れて焼いたり、ご飯に炊き込んだりって、みんないろんなことやってるよ。

煎じてお茶にして飲むのは簡潔な方法ね、それから粉末にしてお湯を注いで抹茶のようにして飲むのもいいのね。根を煎じて飲むと、体内にあるデキモノとか、悪いところを破壊して尿とかうんこに溶かして出す力があるんだって。だからガンにも効果があるということらしいのね。ドイツでは盛んにこれを研究しているらしいし。

スギナの焼酎づけをつくるときはね、適当なビンに、スギナの量はまあどれだけでもいいの。いっぱいいっぱい入れても半分ほどでも。だいたいそんなに沢山手に入らないんだから。焼酎の量との割合っていっても、スギナが泳いでいるようではだめだけど。やっぱりある程度まとまった量にしてね。焼酎でなくても水でもいいしね。飲みやすいのは焼酎のほうでしょうね。ビンの口いっぱいに液体を入れたほうがカビがつかないのね。スギナを水につけておくとすっかり色が脱けてしまうんだけど、それでもかまわないの。ここにある焼酎漬けはもう一五年以上もたったものなんだけど、お医者に見放さ

スギナ［杉菜］　シダ植物トクサ科の多年草。日当たりのよい草地などに生える。早春、地表に胞子茎のツクシが現れ、ツクシが枯れたあと、栄養茎のスギナが伸びてくる。スギナの方言は全国に160以上あるといわれ、古くから身近な植物として知られている。腎臓、肝臓の機能低下などの他さまざまな症状に薬効があると注目されている。

れた人にも、かなりいいんですよ。水だとスギナの癖が直接出てくるから、ちょっと飲みにくいんだよね。それで、焼酎のほうのエキスだったら盃一杯くらいずつ飲んでいて、なくなったら、きざんでご飯に炊きこんだり、ザルに揚げて水切りして天ぷらに揚げたりとか、上手に料理にも使って、ぜんぶ体の中に入れるというのがいいと思うよ。

この頃、しっとりした乾き方しないのが気がかり

薬草ってのは日当たりから採ってきたものは日陰に干す、日陰のものは日当たりに干すっていうことになってるんだけど、私の経験では、日当たりといっても直射日光じゃなくて、太陽光線が少し斜めに当たる感じの風通しのいい、陰干しに近いところがいいんじゃないかと思うの。

とくにこのごろ、薬草を干していて感じるのは、以前のようにしっとりした乾き方をしないということね。オゾン層の破壊が進んで紫外線の量が増えていることと関係があるのかしらね。カリカリと砕けるような乾き方をするのが気になるものだから、日光が柔らかい感じで当たるようにと。

もともと水はけが良くって日当たりのいいところを好むから、水分が少なくて二、三日で乾燥するのね。干しあがったのを焼酎に漬けるか、そのまま煎じてお茶にして飲めば、内臓の痛みを取るのね。スギナで肺ガンが治ったっていう人も実際いるんだけど、その人が言ってたのは「肺の痛みがあったのがなくなって、呼吸も楽になった」って。

焼酎のエキスは水で割って飲んでもいいし。胃が痛んだりして飲んでもだめな時は臓器の上から塗ってやるといいですよね。ビワの葉と同じような効用があるから。あと、粉にして炊いたご飯にふりかけても、おにぎりに混ぜて食べたりしてもいいし。クセがないからどうやって利用しても抵抗がなくて難なく食べられるものね。

女性の体の不快な症状には蒸して当てるといい

スギナの効用は非常に広範囲で、どうやって使ったらいいかわかんなくなるくらいだけど、そんなにいっぱいおぼえなくても、たとえば腰が痛いとか、なんだか腹がおかしい、もしかしたら子宮筋腫があるかもしれないとか、子宮から出血したときとかね、それから生理が不順、だとかいったときにも、生のスギナを蒸して、タオルとかさらし布とかに包んで、患部に当てるといいの。それがまずひとつね、簡単な方法の。これを何度も繰り返すとコシケとか冷え、すべてにいいんですよ。冷房でやられたときなんかにこれをやればいいの。それだけで相当違うはずですよ。

忙しくてそれもめんどうくさいときは、やかんにお湯を沸かしてスギナを煮立てたのを金ダライに移して腰湯をすると、これだけでもやっぱりちがうからね。これには本当は大根の葉っぱの干したのがいちばんいいんだけど、スギナもいいの。それとヨモギも。

蒸して当てるスギナは、無理をいうと、森に上がっていくその入り口の傾斜地から採ったのがいちばんいいんだけど、なかなかそういうとこへ行って採ることは難しいですよねえ。いざとなったらツクシでもいいの。

サラリとした色あいに煎じて飲んでいれば

人間の体の中にはいろんな変化が起きているわけだから、なんとなくうす按配悪いなって感じるときって、体の中にポリープができてたりするのね。そんなときだって、なにもぜひ医者に行って切らなくてはって思わなくても、たとえばスギナのようなものを飲んでいて知らないうちに治っていることもあるのだから。

スギナも苦いくらい強烈な色に煎じたりしないで、サッとした色くらいに煎じて飲んでいればいいと思うの。そして、お茶がいよいよ出なくなってもう捨てようかというとき、取り出して、刻んで味噌汁に入れたり、ご飯に炊き込んだりしてもいいんだし、乾燥させて粉にしてふりかけにしてご飯にかけて食べてもいいでしょ。お握りにしてもいいし。クセがないから、どうやって利用しても抵抗なく食べられるから。捨てないことね。とにかく効用が大きいの。

[薬草の使い方メモ]

薬草を煎じる―①
お茶として使うとき

薬草の種類にかかわらず自分が飲みやすいような濃さにするのが基本。乾燥した薬草で、だいたいひとつかみくらいをさらしの袋に入れ、一・五～二リットル入りくらいのやかんに八分目ほどの水で煮立て、沸騰してきたら中火より弱火くらいに落として二〇分ほど煎じているとだいたい柔らかい味になってくるから、あとは自分の好みに合わせて時間や濃さを調節する。

薬草を煎じる―②
薬として使うとき

手でひとつかみくらいの乾燥した薬草を一・五～二リットル入りくらいのやかんに八分目ほどの水で、中火より弱火くらいで半量くらいになるまで煮詰める。これを決めた茶碗かコップに一杯、朝の空腹時に飲む。

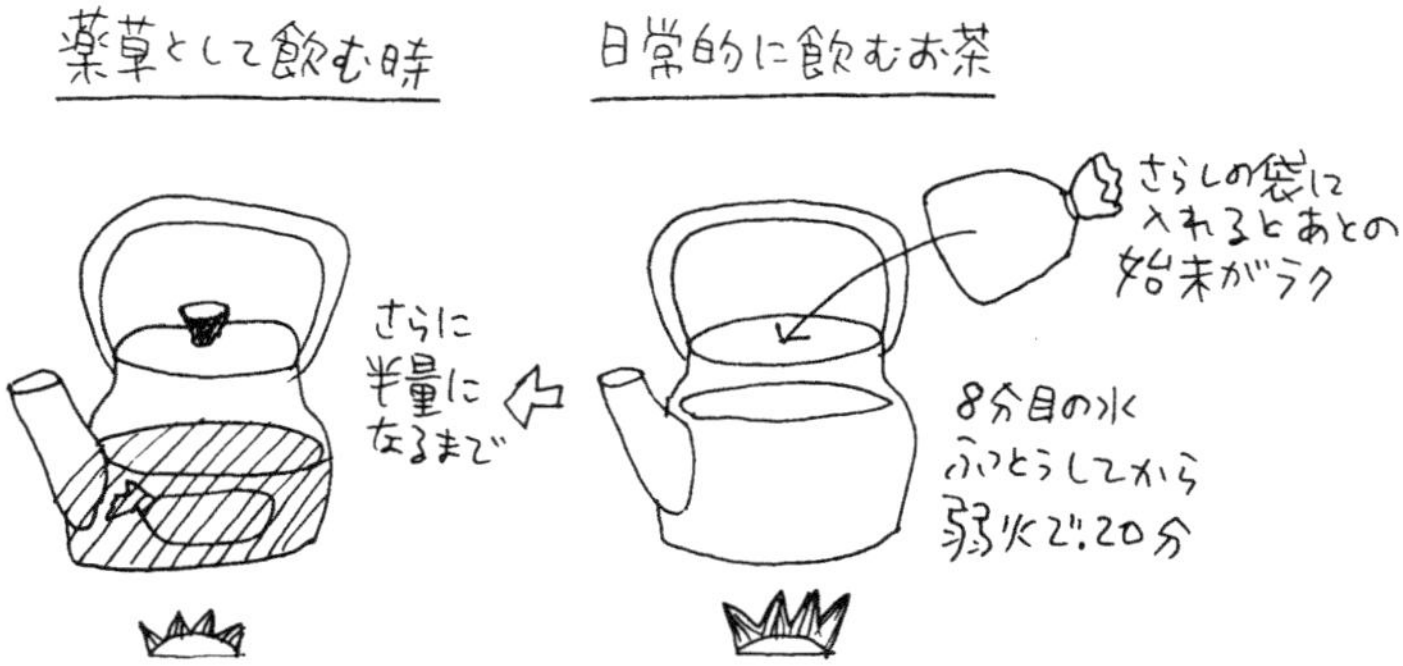
薬草として飲む時
日常的に飲むお茶
さらしの袋に
入れるとあとの
始末がラク
さらに
半量に
なるまで
8分目の水
ふっとうしてから
弱火で20分

〝冷え〟のダメージが本当に怖いのは秋になってから

今、働く女性たちのほとんどが夏場の冷房でかなり体を冷やしてしまってますよね。職場だけじゃなく家でもエアコンが入っちゃってるし。冷えちゃだめなんですよやっぱり。夏は知らず知らずのうちに無理してるから。朝は早くから太陽に起こされ、薄着で身軽をいいことに、日が暮れるまで目一杯動いてしまう。一年間メリハリなく動いている今の人たちには特に注意信号ですよ。

昔から農家の人たちの庭先に遊びに行くと、春から秋まで働いてあとの半年は寝て暮すって、よく聞いたものです。だから貧乏すんだなんて言われたりもしてましたけどね。

ともかくも自分の体を過信してはいけませんよ。本当に怖いのは秋なんですから。またちょうど腰のあたりに当たるように冷房の冷気が来るものね。そうすると肝臓とか腎臓なんかを悪くするわけですよ。そのへんでも薬草の力って大きいと思いますよ。ただ、めんどくさがるんですね。自分でやらないといけないから。よくよく悪くならないと対応したくないんでしょうね。

冷えから血液がどよんと濁ってきたりする

逆に昔の農村では、特に女の人たちは暖房もない家の中で冷たい水仕事をやらなくちゃならなかったし、ゆっくりお風呂にも入れないから、神経痛はもうあたりまえでしたね。そしてリュウマチは少し進むと関節リュウマチス、それだってもう普通に聞くことだったたから。神経痛が胃腸に行ったりなんかすることもあるし。でもみんな我慢して頭に鉢巻きして稼いでいたんですよ。

それでも気をつけられることはそれなりにやっていて。たとえば、夏なんか薄い物ばかり着て稼いでいると腰を冷やすし、それと同時に太陽が強烈であれば背中をとんでもなくあぶってしまって、腎臓が悪くなるというんで、腰布団という、中に綿の入った布団をちゃんと作って、背中の腰のところに当てて紐で結んで腎臓を守っていたのね。

昔の人たちは〝腎臓悪くなる〟なんて言わないで、膀胱ともつながってるから、そういうことも含めて「おしっこが出なくなる」っていう意味で〝そうがいじ〟って言ってたの。だから、熱くしたタオルを下から当ててやったりして温めて。そうすると自然におしっこが出るようになるということで。やっぱり体を保温するってことはとても大事なことですよ。女の人は特にね。

血液がどよんと濁ってくると、まなぐ（眼）もどろんとしてくるけども、それが冷えから来たりすることが多いですからね。血液がきれいだと老化も防ぐし。黒豆を砕いて炒ってお茶にして飲んでるとか、ドクダミは浄血の作用がとてもいいし、そしてハコベとかオオバコとか、スギナとか、そういうありきたりのものをお茶にして飲んでいればいいですよね、それらが血をきれいにするから。それに薬草自体に温める作用があるから、好き好きで、温めて飲んでもいいし、常温で飲んでもかまわないと思います。なるべく夏場でも冷蔵庫に入れないほうがいいとは思うけど。薬草茶は割合と日持ちがして腐りにくいものだし。

肝腎なことは、いちばん簡潔に考えれば、血液がきれいになればあらゆる病気が治るということですよ。草花の力っていうのは、体内を流れる血液をきれいにする、血管をきれいにするということですよ。ということは、医学的な知識では言えないけれども、肝臓とか腎臓とかすべてをきれいにしていくわけでしょ。それは一朝一夕ではだめなんですよ。長い時間をかけて臓器をきれいにするということ。病気だって原因があってなるのだけれど、胃に穴が空いてしまうような、今はストレスで病気になることだってある時代なんだから、そういうのだって気長ぁーにほぐしていくわけですよ。

この民間療法っていうのは、とても気の長い話ですよ。今日飲んで明日元気になるってというものじゃないんですよ。草花のほうから寄ってきてもらって、自分の体を馴染ませる。極端な場合、草花で体を洗ってもいいんですよ。お風呂の中にどっさり草花を入れて体を草花でこすると、かなり体が軽くなるんじゃないかと私は思ってるの。

更年期の辛い症状が軽く アマランス

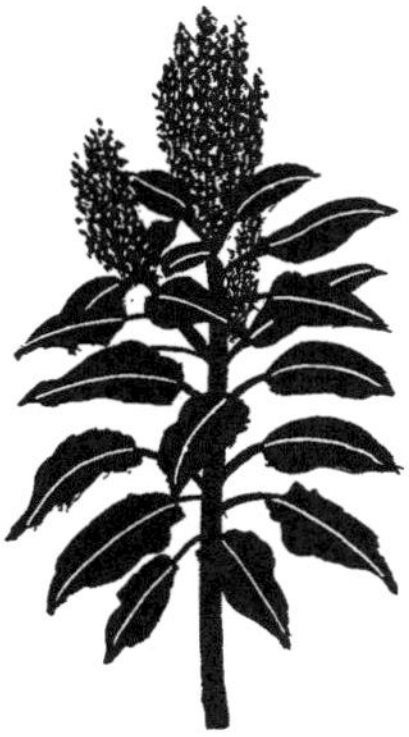

アマランス　ヒユ科の1年草本。中米原産。古くは紀元前5千年〜3千年にアンデス南部でアステカ族が栽培。トウモロコシ、豆類に匹敵する重要作物だった。19世紀に入るとインド、ネパールなどでも栽培されるように。80年代半ば、減反跡地用の転作作物として種子が導入された。世界的には観賞用・野菜用・穀実用など、約60余りの種類があるが、今、注目されているのは穀実用である。（財・農産業振興奨励会資料より）

人も動物も養うアンデスからの豊かな贈り物

私たちが暮してきた岩手県北は畑作地帯なんですよね。もともと雑穀―実取りの農業をやってきて、これは非常に労働力が必要とされるから年中仕事に追われていて、大変なものだから、だんだん作らなくなってきたのね。そういう状況のところへ、岩手大学の笠原教授に出会って、先生から南米のアマゾン原産だっていうアマランスの種を、インカの人たちが主食として食べていたというキノアっていう穀物の種と一緒にいただいたの。

そのアマランスを山の農場で、たった盃一杯から一反歩の畑に種を蒔くまでに増やしたんですよ。これが大変収穫がよかったの。一本の茎から何本も枝が出てたわわに実をつけて穀数が取れたのね。今までの雑穀に比べて草取りに追われなくてすんだということも助かったし。

実のほうはご飯に二割とか三割とか入れて炊いたり、粉にしてパンに入れたり、葉っぱはシュウ酸のアクが強いからゆがいてアク出しして油で炒めて食べるとかね。茎は牛たちのエサになったし。どこも捨てるところがないの。大変豊かな作物だなって嬉しかったですよね。

カルシウム不足のべごのヒステリーにも

牛の飼料といえば、山の農場でべご（牛）がすごくイライラしてヒステリー起こしてくるわけよ、何かのことで。そしたら、知り合いの産婦人科の先生が「べごにもメンスがあるなら、そういうこともあるかも」とおっしゃるし。それで獣医さんを訪ねていって聞いたら、やっぱりメンスがあるんだっけ。あり方が人間とは違うけど。それならと、私が、べごに卵をいっぱい食べさせたのね。暴れられたらおっかないから。そしたら、静かになったんだよ。

そのあと、産婦人科の先生に会ったときに、「私は学術的なことは何にも知らねぇども、カルシウム不足するとヒステリーになるんでねぇすか」って言ったのね。そしたっけぁ先生、たまげたよな顔したったの。で、そうだっていうことなのね。

「メンスの腰の痛いのもお腹が張るのも治ったよ」

更年期障害の一つはヒステリーなんだけど、更年期障害ってのも、人間もべごも大して変わりないのだから。このときにね、アマランスのことを、これにカルシウムがどのくらい入ってるのかなあって考えたりして。あとで成分データが調べられて白米の二五倍（カリウム九倍、鉄分二〇〇倍＝いずれも白米との比較で）という高い含有率だってことがわかったんだけど。

それで長らく野菜を売ってきた盛岡の市民生協で、最初、食べ方とか、お茶にすることを説明しながら分けてあげていたら、買っていく人も出てきてね。そのうち消費者の人たちから「おばさん、うちで二日酔いしなくなったのよ」とか、「勧めていてメンスのときものすごくお腹が痛くて大変だったのが、腰の痛いのもお腹の張るのも全部治ったよ」とか、それがアマランスを飲んでからだって言われて。たしかにアマランスのお茶を飲んでると、更年期障害が軽くなるそうなんですよ。売った年には何にも言ってなかったけど、二〜三年たったあたりから、何人もの人が言って来たったの。

アマランスをお茶にするときは、秋に実（種）を収穫するときに、茎と葉も、こちらはシュウ酸が多いからひと冬越させるつもりくらいにゆっくり乾燥させておいてね。実も一緒に、他の薬草は混ぜないでアマランスだけでやるほうがいいようね。やっぱりやかんひとつの水に、アマランスひとつかみぐらい。

〝生まない〟時代の女性たちの体と心の変化が気がかり

女性の厄年っていわれている、だいたい三十歳くらいの年齢になるころには、ひどく精神的に大人になるっていうか、ぐんと違ってくるものですよ。心持ちも、精神の状態も、何ていうか、大人になりますね。私だけでなくて、友だちのこともよく注意してみているんだけど。それだけ体も変化してくると思うんですよ。

私たちのように、子どもをたくさん生んだ世代に比べて、今のように〝生まない〟時代の人たちは非常に体を抑制していると思うんです。生むまいとしている精神状態が体に及ぼす影響もどこかで出てきているんじゃないかって。無理をしているというか――。自分ではそんなことないわよといっていても、生むのが女の性とすれば、たとえば何人か生んで育てられるエネルギーが体に具わっているわけですよ。それが一人しか生まなければ、五〜六人生んだ人たちと比べて、エネルギーがあふれているんじゃないですか?

だいたいが薬草を飲んでいると、精神状態が柔らかくなるっていうことがあって、精神安定の役割を果たすんじゃないかなって思っています。草というのは、やっぱり金属性の響きみたいなのと違って、柔らかい感情を人に与えているから、半分人間が作り出した社会のいい面だけじゃないところに対応して生きるには、何かそういう草の力を借りて生きるということは、非常に豊かな感じが少しはするんですけれどね。

子どもに注がれるエネルギーって大変なものですよ。そういったエネルギーを抑制しているということが逆に体に歪みを与えるっていうこともなきにしもあらずだと思うんだけど。気がつかないでいて更年期なんかを早めていくっていうか。

メンスなんかも、昔だったら、今で言う中学校の終りころにあるというのが一般的で、遅い人だったら女学校の終りころだったりしたものだけど、今はずっと早くなっているし。そういう変化の女性の体や心に及ぼす影響とか、女の一生から見た更年期の障害のことや精神の安定のことについてきちんと話し合われる機会が少ないように思います。

更年期は波状的に何度もやって来る

最近は、男にも更年期があるということが言われたりしているけど、人間の体そのものに対して、男女ともに更年期というのは人間の一生の中でかなり重要な位置を占めていると思うし、それが一日や二日じゃないわけで。長い人は一〇年も悩まされることだったりするんだから。

私たちのころは、何十歳から何十歳くらいの間に更年期があるって教えられたけども、ずっと後になって、小学校のときの先生が「実はね、ふみちゃん、五十歳のころに更年期があって、それで済んでしまったと思っていたら、六十歳くらいの時にも更年期があって。それも何も一〇年の区切りで来るというわけでもなくて、四十五歳でも五十五歳でもあったりして、更年期が何回も波状的に来るのよ」って言っていましたね。

血をきれいにしてくれるアカザ

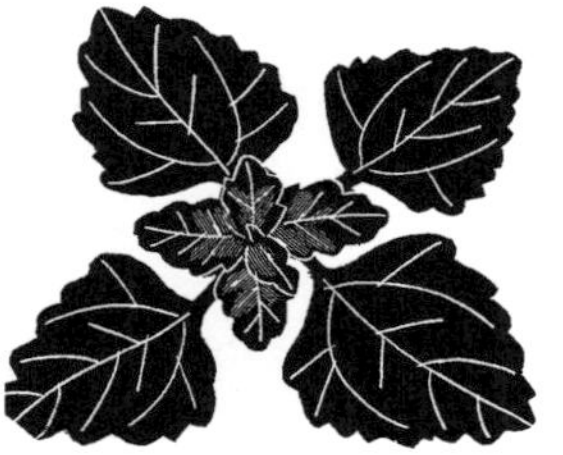

一年に一～二回は子どもたちに食べさせたもの

最も身近な薬草にアカザがあるよね。アカザは、野原に生えてるんだ。種がこぼれたところにね。大きくなると二メートルもの丈になるんだよ。昔は「アカザの杖をついて歩けば中風にかからない」って言われたもんだから、みんなアカザを大きく育てて、考えてる家では、葉っぱを摘んで、季節に一度や二度はゆでて食べさせたもんなの。血がきれいになるからって言って。葉っぱに粉ふいてるでしょ。あれはデンプンなんだもんね。アカザのおひたしって、色が鮮やかできれいだよね。インカの植物のキノアっていうのが、最近アトピーにいいというので注目されているんだけど、あれにそっくりなの、アカザって。ペルーの人たちはこれをおかゆにして食べるんだってね。

アカザの実をごま油かなんかで炒めて味噌で和えておくの。そうすると常備食になるわけよ。それをご飯に乗っけて食べていれば結果的に高血圧とか脳溢血、脳血栓、腫れ物とか便秘とか胃弱にもとてもいいのね。アカザはビタミンEの宝庫でもあるし。

アカザが大きくなる段階のときに葉っぱをつんで、熱湯でゆがいておひたしにすると、おいしいんだものねえ。

スズメバチに刺されたら

虫に刺されたときにも、アカザは簡単に使えていいんですよ。この場合は生の葉っぱをもんでね。ハチに刺されたときなんかアカザが最高なの。あと切り傷にも。

お隣の家との境の僅かぁな空き地にね、色んな薬草を生やしてあるんだけど、窓のところに、ウマノブドウがとってもいい具合に、勢いよく育っていたのを見つけて、いいなあって思って触ろうとしたら、いきなりスズメバチに中指を刺されたの。あっという間に背中までしびれが来て…ものすごい毒だなあ。

すぐに水道の蛇口からざあーっと水を流しながら、病院に行くかな、と思ったんだけど、なにかこう、頭のどこかに、薬草のことが浮かんでくるっけがぁ、それが「ドクダミ」でも「ヨモギ」でもなくって、なんだっけかぁ。とっさに出てこないんだけど、やっと「アカザ」だぁって。

それで、ちょっと前、うちの少し向こうの空き地のところに背が高ぁくなった立派な

アカザ　アカザ科の1年草。中国原産で、路傍や空き地、畑地などで普通に見られる。若葉は紅紫色をおび、のちに緑色に変わる。全草が薬用に使われる。葉の絞り汁は虫さされや歯痛に、乾燥した葉の煎汁はのどの痛みや高血圧に効く。若葉は味噌汁の実や炒め物、茹でて和え物などで食する。

アカザがあって、あれをとってこようって思いながら、なにしろ歳だし調子悪くしてるし、思うようにからだが動かないもんだから…。そのうち、誰かに刈り倒されてしまって。それでもと、もう全身痺れてきたからだで這うようにしていって、やっと取ってきて。だいぶしんなりしてしまっていたけど、そのアカザを全身に揉むようにしてすりつけていたら、その日のうちにすっかり痺れがとれたったの。

「スズメバチの毒にアカザ」というのは、ものの本にも出ているけど、そういうのを見る前の、もっと遠い、子どものころの記憶でおぼろげにあったものなんだよね。

種っここぼれるように採るといいよね

秋になって種がこぼれたら、それが翌年の春にはまた芽を出してくれるでしょ。なるべく種っこ、こぼれるようにして採るようにするといいよね。あと、幹とか枝なんかはバチバチと鋏ではさんで葉っぱと一緒に乾燥させてお茶にして飲めばね。そのうちだんだん愛着がわいてきたら、種がつく時季には、種を採るようになればね、またそれもいいですよね。ご飯に炊き込んだり、全部食べずに来年用にとっておくとかして。これはアカザの種、これはカワラヨモギとか、ツユ草なんかも、あれは種が大きいから採りやすいし、ドクダミも種がいっぱいなるしね。そういうふうにして手元に種を置いておくと、非常に豊かな気持ちになるでしょ。

中風防いだ老人ホームも
フキ［蕗］

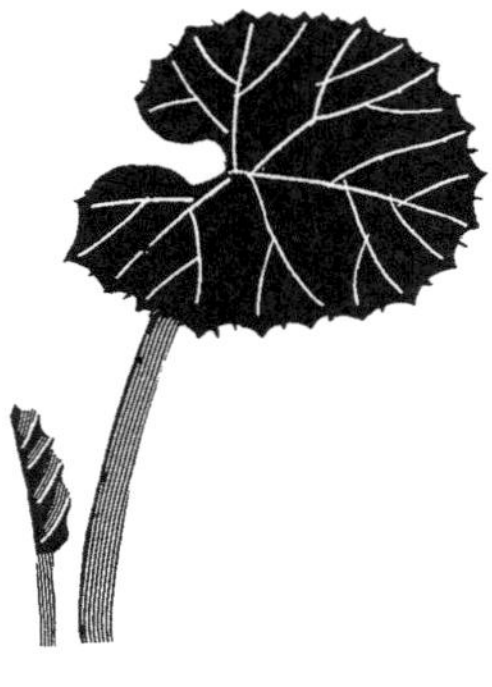

毎年一回は絞り汁を飲んでいるといい

フキをよく食べてると中風にならないっていうのね。フキの葉をすりつぶして絞った汁を盃一杯ほど作って、そこに梅肉を一個分くらいすったのと、卵黄一個と酒を盃一杯くらい、どれもできるだけ質のいいものを手に入れるようにしてね。これらを加えてよくすり混ぜたのを飲むの。

これで中風の予防にしている老人ホームもあるんですよ。ただね、毎年たった一回飲んだら中風にならないのか、定期的に飲んでいなければならないのか、それがはっきり分からないらしいの。だけどとにかくそのホームでは何年も誰も脳卒中や中風にあたってないんだって、院長さんが私に言ってきてるんだから。これは覚えておいたほうがい

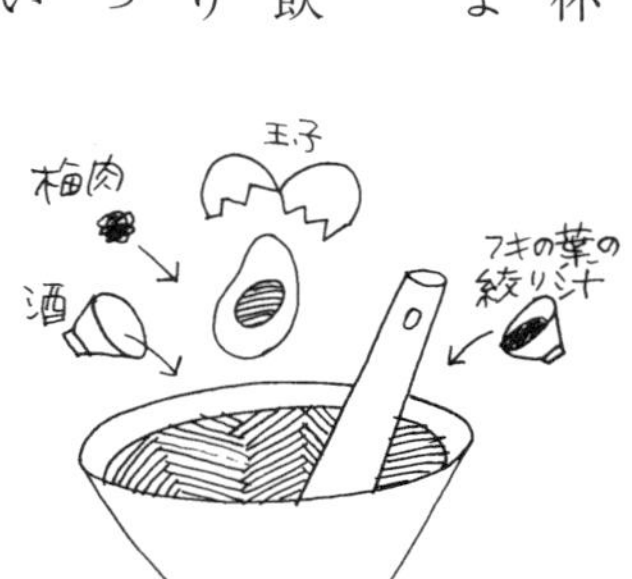

いですよ。眼底出血とかにもいいんです。酒飲みだけが中風にあたるわけじゃないからね。今は過労でもあたってるから。ともかくも毎年一回は飲んでいたらいいいんじゃないかと思うの。

料理にして食べていれば安定した血圧に

そのほかにもフキとかフキノトウ（蕾）は咳や痰が出るときとか、気管支喘息とかにその症状を抑えてくれるし。フキは葉っぱも茎もみんな使えるの。フキノトウから始まって、花咲くまで、蕗味噌だとか、炒め物だとかしながら食べて、そのあとすっかりフキになれば、これは血圧も下げるんだから。身内の人たちが何人もあたって亡くなってる友人なんか、「だからおっかなくってよ」って言って、野原のその辺に生えてるフキまでちょっと採ってきて、食ってるよ。茎や葉を料理して食べても血圧を安定させるのにとても効果があるの。昔から農村は中風が多かったからね、そうやって使ってたの。フキのあの苦みは胃腸も丈夫にするというしね。フキの根には解熱作用があるというから、カビが生えないようによく乾燥させて煎じたのを飲めばいいのね。

フキ［蕗］　キク科の多年草。本州、四国、九州の山野に生える。春の野草として広く利用されている。漢方では乾燥させた葉やフキノトウは煎じて去痰・鎮咳薬に用いる。

血圧が安定
するのを実感

柿と柿の葉

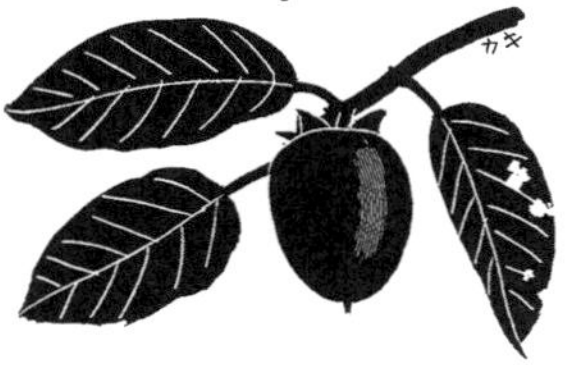

どうやって高血圧に結びつくのを回避するか

渋柿を焼酎に漬けて（焼酎で渋も抜ける）おいたそのエキスを飲むと脳溢血の予防に効果があるのね。残った柿も食べていいと思うよ。ヘタのところに焼酎を塗って渋抜きした、ふつうに食べる柿みたいにおいしいとはいえないけど。

あと柿の葉は高血圧を予防してくれるから。柿の葉と玉ネギの皮（外側の茶色のところ）とドクダミを一緒に煎じて飲んでると、安定した血圧になるの。柿の葉とかドクダミは生の葉を完全に乾かすのは日にちがかかるから、蒸してから干すとすごく乾きやすくていいのね。

山岳地帯に住む人は高血圧になりやすい

岩手県北の九戸峠の下に住んでいる中里さんという人に山の農場で講演を頼んだことがあって、農業のお話をしているうちに「いのちと健康」という話になっていったの。

そのうち血圧についての話になって、どうしても山岳地帯に住む人たちは血圧が高くなる。自分の家系を調べてみると、父のほうも母のほうもすべて血圧関係で命を奪われているっていうんですよ。そして僕も高血圧だと。自分だけにとどまらず、子どもも、妻のほうも、ややそういう傾向があると。

で、どうやって高血圧に結びつくことを回避したらいいかすごく勉強したんだって。そうしたら柿は昔から血圧を下げると言われているし、玉ネギの皮も血圧下げるし、ドクダミは血を浄化すると。その三つを混ぜて煎じて飲んでいたらいいんじゃないかって考えて、ずっとそうしているんだって。そしたら、心臓がどきどきするような出来事があっても血圧は安定しているっていうのね。

飲むときは、自分の好きな飲みやすい濃さにして、なるべく温かいものを飲むということね。夏でも、熱いものはまたいいんですよね。そのほうが効果がある。ただ、喉が乾いたときには冷やしておいたものを随時飲むというふうにすればいいでしょうね。

病知らせる体の中からの信号に耳を澄ませて

たとえばウマノブドウは、痛みを止めると。それだけでもまた深い意味があるというふうに私は考えています。一〇も二〇も、あれにも効く、これにも効くっていうやり方もあるけど、たった一つのことでも意味があるわけですよ。なんにもめんどうくさいことないでしょ。何十種類も役立つことを並べたところで、みんなやれるものでないんですよ。やっぱり全部を使いこなせないんだと。主要なものをちゃんと覚えておいて、それから身近にあって、自分で採取できるもの――漢方薬みたいな難しいものでなく、ごく平凡なものを上手に使って、自分のものにして生きるということが大事だと思うんです。そうすれば、病んでる人たちに対しても気持ちを込めてアドバイスしてあげたり、世話してあげることもできるし。

それと、たとえば頭痛ひとつとっても、すぐ医者に駆け込むというのでなく、二日か三日くらいじーっと様子を見てて、それが疲労で頭が痛くなったのか、それとも風邪から来てるのかって、自分で判断するように心がけるといいと思うんですね。注射一本で病を退散させるより、ゆっくり自分で治していくという方向に、少しずつでも行けたらいいですよね。

それとこういう薬草の分量というのは、何グラムとかいわないで、適当に水を入れてお茶にしてみて、あ、私にはちょっと濃過ぎるとか、薄過ぎるって、自分の体に合わせて判断すればいいんですよ。体って実に正直なもので、いやになれば自然に欲しくなくなるものだから。

大事なことは、痛みとか、胸のラッセル音とか、そういったさまざまに体の中から発しられる信号みたいなものが、体のどこから起こってきているのかと、耳を澄ますことですよね。そして体のどこが薬効を要求しているんだろうということを、内面に問いながら接していけば薬草とのつき合い方もより深いものになるだろうと思うんです。

悪化する環境のもとでも、知恵の蓄積に学びつつ生きる

ただ、自然の状態が目に見えないところで変っているという感じがありますよね。一例を言えば朝夕は寒くて日中はカーッと暑くなる。体のバランスを崩すような天気が多いでしょ。薬草の乾き方なんかも何だか違ってきているし。

薬草自身も地球の一部なんだから、かなり変っているんです。変質しているかもしれないですよ。最近のことだけど、外に出かけたときに、土手に生えているフキに注意していたら、フキが変色しているんですよ。知らないうちに放射能とかが溢れていて、それを吸い込んでいるのかもしれないしね。妙に葉っぱの色が濃くなったり黄色くなったりしている。

悪くなる一方の環境に慣れて、脆弱化していると同時に、さまざまな自然のいとなみも悪い状態になっている。それはもう全部一緒に進行しているわけですね。だから昔の人のように効果は出ないかも知れませんね。だからといって、とっておきの方法があるわけじゃない。突然変異した植物もあるかもしれないけれど、それがどう作用するかということなんて、だれにも分からないですよね。だから知恵の蓄積から学んでいくことしか方法としてはないんじゃないでしょうか。変ったことはだれも証明できませんよ。一代でわかることじゃありませんものね。人間が自分たちでやってしまったことだけれど。

血管を強くし 脳溢血防ぐ
韃靼（ダッタン）ソバ

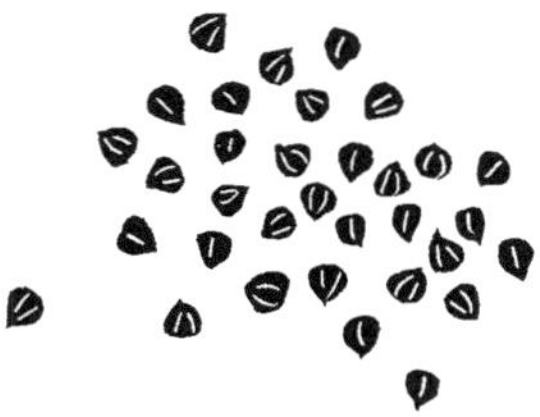

豊富に含まれるルチンの苦みは胃腸にもいい

アマランスと一緒に岩手大の笠原先生からわずか一八粒いただいたのを、やっぱり山の農場で育てたのが韃靼ソバで、名前のとおり、バイカル湖の辺りが原産という、寒さに強いソバね。だいぶ昔から「苦ソバ」と呼ばれて時々作ってみる人もいたようなんだけど、これまで定着しなかったみたいなの。

日本ソバとちがって丈が一メートル以上にもなって刈取りの作業がしやすいから楽なんだよね。栄養的にもミネラルが抜群だし。それと、ソバに豊富に含まれる栄養素のルチンが毛細血管を丈夫にして、脳溢血とか高血圧を予防するということが知られているけど、韃靼ソバはそのルチンが日本ソバの二〇〜二〇〇倍もある（気候風土条件の違いでこうした大きい差が出るとのこと）ということからちょっと苦みがあって、その苦みがかつては敬遠されたらしいんだけど、私はそれが胃腸にいいんじゃないかって思っているんですよ。インドでは、エキスを抽出してガンの治療に盛んに使われているそうです。あと眼底出血の予防にもいいいし、とくに肝硬変の予防には抜群だということなのね。

色んな人が種を育ててくれている

これから県北の農民の人たちが、やっつけられ放題の農政から脱して何とかして経済的に立ち上がりたいとなれば、私はアマランスと韃靼ソバだと思ってるんですよ。どちらも一回植えれば、そんなに草もとらなくていいし。秋になったら実も茎もいっしょに刈りとって、きれいに乾燥してお茶にして売っていけばいいかなって。こういう中継点をやれたらいいなと思ってるの。あの人たちを励まして、私が種を少しとってあるから蒔いてみてって。

残念なことに今は種以外は手元にないの。ところがね、嬉しかったのは、久しぶりに郷里のほうに行ったら、友だちの家の向かいの畑にアマランスがたわわに実っていたの。それから、隣の駅までの間、列車から見えるけれど、沿線の畑がもうアマランスでいっぱい。あれだけ普及したんですよ。

アマランスも韃靼ソバも、私たちが知らないところで、有機農業をやっている人たちを中心に全国で色んな人が育てているようです。ずいぶん種を分けてあげたりしました

ダッタンソバ［韃靼蕎麦、苦蕎麦］ タデ科の1年草。中央アジア原産。バイカル湖付近で韃靼（タタール）人の手で野生から発見栽培された。ネパール等では普通ソバより標高の高い厳しい環境地域で栽培されている。

１９８５年、一般農地では岩手県面岸開拓地にて18粒の種子による増殖栽培が開始された。普通ソバの１００倍を越えるという栄養素ルチンを含みそのため軽い苦みがある。ルチンには血圧を下げる働きがあるところから注目を集めている。

からね。

都市に住む友人たちも、「見においでよ。一条さんにもらったアマランスが自生しているよ」って。その周りがアマランスだらけだっていうの。まだ食べるまでにいってないけれど、家を建てて、ほかにも何人だか、アマランスを植えて相当持っているって。韃靼ソバも、神奈川に住む知人が種を植えたら大きくなったって言ってたし。その人の畑は韃靼ソバとアマランスで埋まって実に豊かな風景になっているそうなのね。

そういうふうに広まってきて、人々の手の届くところにあるようになってきたことが嬉しいですね。

このごろにわかに、韃靼（ダッタン）ソバの高い栄養価とか、毛細血管の弾力を守って、出血を防ぐのに効果があるということが注目されてきて、お蕎麦屋さんのメニューでものるようになったそうだけど。この本の初版（一九九八年）の時に、「韃靼（ダッタン）ソバとアマランスの種をお分けします」って、一〇〇人を越す読者の方たちに種を差し上げたんだけども、収穫してお茶などに役に立っているといいですよねえ。

やっぱり実から茎から根っこまでみんな干して、たくさんあったら適当にはさみで刻んで保存しておけば、いつでもお茶に出来るよね。やっぱり軽くひとつかみを、やかんで煎じてお茶にするんだけど、これも、アマランスのように一種類か、せいぜいドクダミと組み合わせるぐらいにして。

飲みごろの目安

たいていの民間療法の本には、細かく、何グラムを、なんぼの水で何分煎じて…って書いてあるでしょ。それはもちろん基本なのよ。だけど私のやり方は、自分に合うやり方を見つけるっていうことなの。漢方、民間療法というのは、自分に合うやり方を見つけなきゃならないと思うの。薬草の濃さひとつとっても人によって違うわけだ。たとえばひどく胃腸の具合が悪いときだからって、濃く煎じたもの飲んでいいってわけにいかないでしょ。だから、ここか大事だと思うの。薬として使いたいときは、ドクダミでもゲンノショウコでもなんでも、うんと煮詰めた濃いものを、決めたお茶碗で一杯、朝、お腹が空いた時に飲むと。それが基本なんですよ。あとは薄めてお茶とか水のようにして飲めばいいんだから。

濃度は自分が飲みやすいようにして。薄めたら効かないかというと、そうじゃないんですよ。静かに飲んだから効かないわけじゃないの。あと夜は、寝しなに飲むというのは、おしっこがどんどんと出るから全く冬なんか大変なんだ。でも冬は温かいのをいっぱい飲みたいでしょ。そういう場合は、寝る直前八時九時ごろとかに飲まないで、夕飯前にちょっと濃い目にして一杯飲むようにするとか。そうしてもいいんじゃない？

それから量のことだけど。乾燥した薬草で、自分の手で大体ひとつかみ、やかんに八分目ほどの水に入れて半量くらいになるまで煮詰めて飲むの。これは薬にして飲むほうね。

私なんかは下手すると色が出るうち飲んでるんだから。だいたいいつも二つやかんを使って、ひとつのほうは紫蘇の葉と蕗とか蕗のとう、それからハコベやらなにやら。もうひとつのほうはコンフリーからドクダミからツユ草から、三種類くらい入れて飲んでるの。

シソの葉のほうは風邪の予防ですね。私、今まで風邪をひくとひどくなっていたのは、ストレスもあるかもしれないけど、鉄分が不足だったと思うんですよ。シソの葉のお茶で鉄分補給するようになってからかなと思ってるんだけど、ほんとに風邪ひかなくなったものね。ただ気圧の変化に弱くって、低気圧がくると呼吸困難は起きるんだけど。組合わせ方はシソの葉だったら、フキとかフキノトウとね、フキは咳止めだから。そういうように割と近親のものと組み合わせたらいいですよね。

ヨモギだったら、保温の働きでしょ。それとツユ草は腎臓の薬だから、ヨモギの保温力に守られながらツユ草でおしっこをうんと出す、というふうに組み合わせて使うようにすればね。これに木ササギを組み合わせたら、我慢できないほどおしっこが出るんですよ。

あと、近頃は甘いものやら脂っこいもの、どんどん食べるでしょ。糖尿病にいかないように、予防にコンフリーがいいのね。わずかずつでもお茶に入れて飲んでると、ある程度いいの。コンフリーは脂っ気を消し取ったり、高血圧も予防してくれるから。そういうようにいろんなものが少しずつ影響しあって、糖尿病を予防できるような血管とか内臓を長い間にわたたって作り上げていくという感じですね。

だから、注射を一本打つってっていうのじゃなくて。インシュリン注射を打たないでいられるというだけでもいいじゃないですか。

ほんとはさらしの袋みたいなの作ったなかに薬草を入れて煮出すようにすれば、きれいなお茶がとれるんだけども、私はそのまんま入れて下に沈んだのも飲んでしまうんですよ。でもお客さんがきたときに茶漉しを使ったらやっぱりきれいに出せて、品よくなりますね。

手当たりしだい畑の雑草煎じて飲んで元気に

山の野菜を売りに盛岡の朝市に行ってたときに、まだ五十歳にもならないおばさんが来て言ってたんだけど、「どこがっていうんでねく、だるかったり、しょんた（調子が良くない）だったりで、どっか具合が悪いんだけど、どうしたらいいべかなぁ」って。そのときは薬草もなんにも持ち合わせがなかったから、「ほら、畑の縁にいろんな雑草が生えてるじゃない。毒でなければいいから、全部根っこのまま引っこ抜いてさ、洗って干して煎じて飲んでみて」って、まず言ったんだけど。それからぴたっと来なくなって。

それから一年くらい経ってから、また来たんですね、その人が。ずぃーぶん元気になっていて、私のほうがびっくりしたくらい。そして私に「おばあさん、あんたの言ったこと実行したよ。だっきゃ、体の調子よくなって、便通は良くなるし、肩の凝ったのも治ったし」って言うんですよ。だから私も「何飲んだの」って聞いたら、「教えられたとおり、毒でないものはみな根っこごと採って、乾燥して毎日飲んでたら、こんなに元気になったよ」って。

だから根というものは、大地の良質な部分を自分で吸収しようとしてどこまでも伸びようとするんだと——。その最たるものがルーサン（マメ科の草で牧草として使われている）でありスギナであるということ。

人参

煮つめたジャムで元気とり戻し

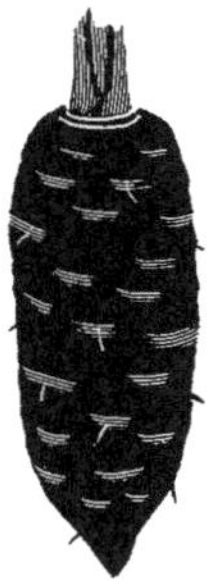

人参の最大の薬効は「精力がつく」ということね。知り合いの大学教授がどうも肺ガンになっていたみたいで――というのは、私にははっきりそうはおっしゃらないんだけれど、チリ紙に細ぉーい針水のような血痰が出るんだって。それはかなり明らかな肺ガンの兆候なんですよ。ものすごいヘビースモーカーだったんだよねぇ。

それがお年を召して、そういうふうになってから、何とかもう少し生きたいと思われたらしくて、あるとき、山の野菜が食べたいって言われて。それで、人参がいいんだと。なんでかというと、戦争中に、先生は中国で暮していられて、その時に中国の人たちからいろいろ聞いた貴重な話のひとつに人参のことがあったらしいの。人参ばっかり食べて何十年も生きた仙人だか忍者だかの話とか…。そういうことを思い出して、どうやら人参がいいらしいからって、大きな鉄鉢茶わんに玄米を山盛りにした上に人参を一本乗せて食べたりして。

それで私も何とかもっと人参をたくさん食べられるようにと、ゆっくりと時間をかけてジャムみたいに煮つめて差し上げてたのね。そうやって一〇年くらいもお元気に仕事をしたり色んなところへ出かけたりされて、八十何歳で亡くなられたの。

松葉酒

心臓を楽に、咳止めにも

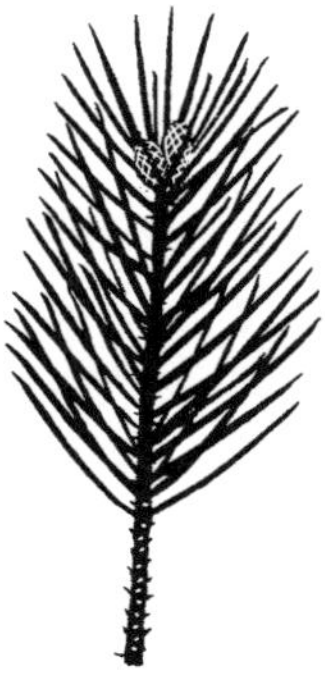

早く沸かしたければビンを日なたに置いて

私の家の隣のおじっちゃんはいっつも松葉の水をこさえていたったのね。それが発酵して酒になるんですよ、酒を入れなくっても。私が以前に他のところで見ていたのは日陰に置いておいたのなんだけど、おじっちゃんはいっつもこのビンを日向に置くんだっけ。そすっと温度が上がって中が沸いてくる（発酵する）というわけだよね。だから一升ビンの口さ小麦のミゴ（茎）を差しておくっけの。ビンの中が発酵して破裂しないように。そうして酒になったのを飲むと心臓にいいっていうんですよ。松葉酒はまた咳止めにもいいといわれてるのね。

それでおじっちゃんのを見ていて思ったのは、早く沸かして飲みたいときは日なたに置いとけばいいし、いつ飲んでもいいって思っているのは日陰に置いて自然に発酵させるということだったのね。

松の種類は特にどれということでもないけど、なるたけ公害の影響の少ない山に行ったときなんかにちょっと失敬してきて、きれいに洗って、スギナのところでも触れたけど、ビンの口までいっぱいに水を入れるようにしてね。松葉の量は適当なんだけど、使うビンの半量くらいといった感じかな。

よくおじっちゃんは「卵なんが銭かかってわがんね」って、だから心臓病には松葉酒を飲んだほうがいいんだよって。だから、いいって言うと、もっともっとって強化して使うという傾向に行くというのがかえって害になる場合もあるんですよ。

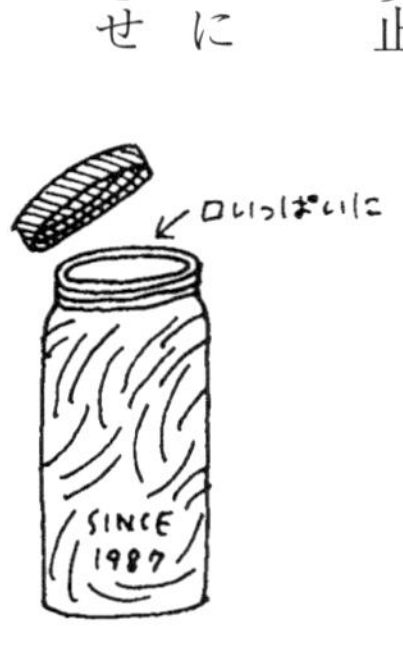

心臓そのものを丈夫にしていく

卵の黄身と醤油

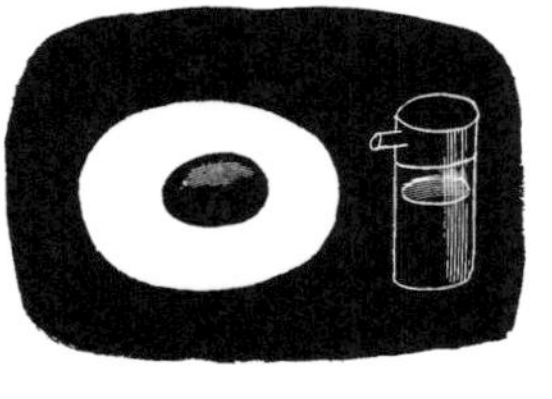

心臓を強くするのには卵の黄身と醤油と混ぜて飲むといいよね。卵一個の黄身だけを器にとって、それにお醤油を黄身と同じくらいの分量を入れて、混ぜ合わせないでそのまま一緒に飲むの。卵とか、醤油って少しの量で強力に作用するものだから、なるたけいいものを選んでね。

これは私のおばっちゃんがやってるっけ。毎日、生卵一個と同量の醤油。ご飯のときでなくて、朝起きたときとか、疲れたときにね。

おばっちゃんはそば屋のかたわらいろんな人にお灸してあげていたのね。あるときお寺さんのお大黒さんがお腹が痛くって転んで歩いてるから、お灸してくれっていう使いが来てさ、三キロ近くある道を歩いていってね。お腹をさわったら、拳大くらいの固まりがあるっけ。胃ガンだった。「こんなになるまで放っておかないでもっと早く言ってくれていれば、も少し長く生きられたのにって思うよ」っておばっちゃんは話してたっけぁ。お灸をしていると、だんだんにその塊が小さくなっていくんだからって。それでお灸してあげて疲れて帰ってくるでしょ。そうすると生卵飲むっけよ。それが体力つくって感じだったんでしょね。

松葉のほうは、飲んでるとだんだん心臓が楽ぅーになるのね。こっち（黄身）は心臓そのものを強くするっていう、違った働き方をするの。

強すぎる療法は長く続けないこと

シソの葉を煮つめてジュースを作って、そこに梅干しを入れれば、赤ジソなら真っ赤なきれいな色になるのね。青ジソでも同じように作って。こちらは色は赤ジソほど出ないけれど、どちらでもかまわないから。これも心臓のクスリよ。

井戸草は腎臓にもいいんだけど、あの葉っぱを五～六枚とって洗って、塩をちょっとまぶして、生のまま噛む。そしてそれをそのまま汁ごと飲む。そうすると心臓をよくするんですよ。そう、ほんとうに心臓にいいの。薬として飲むときは朝晩一回ずつ半量ほどに煮詰めたのを小さめの茶碗に八分目くらい飲むのね。やっぱり、こういうときの主役は井戸草だ。たっぷり水分を含んでいるから、なっかなか乾かないけどねえ。あれは薬草の神様なんだ。

でも卵の黄身とか、（温湿布で）コンニャクを使うというのは強い療法なんですよ。毒にも薬にもなるってやつで、長く続けるのはよくないの。せいぜい三日やったら三日休むとか、一日おきにやるとかというようにしてね。

だいたい「臓」がつくところに危険信号がつくと、人間はそろそろ危ないんですよ。ほんとのこと言うと。だからせめて薬草のようなもので今以上に悪くしないようにするといいと思う。

家族二人のガンが快方へ

桑の木

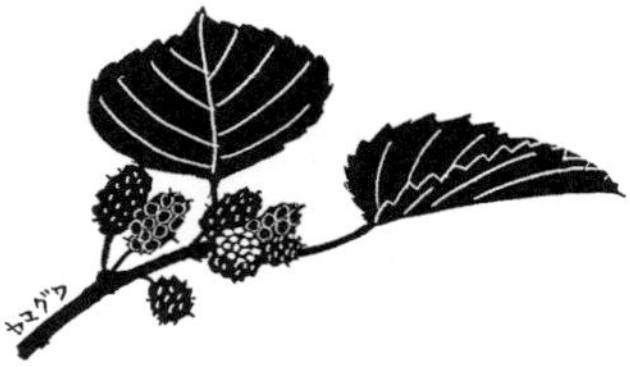

幹を削って煎じたお茶を飲み続けて

私が「麦屋」っていう、農民の人たちから米とか雑穀とか野菜なんかを預かって売る店をやっていたときに、毎朝、和服で自転車に乗って、人参を買いに来る年配の女の人がいてね。この人、いったい何してる人だべって思ってたの。まず、向こうから言わないのに私も聞いたりしないから。そうしてるうちに、だんだんに話をするようになって、「私、いま病院の帰りです」っていうから、ええって思ったの。そしたらご主人が胃ガンで、それから妹さんも踝（くるぶし）のところの骨のガンで。それで、毎朝、うんと早く起きて、桑の木の根になっていく手前のカーブしたところの皮をはいで内側の幹を削って、三日くらい乾燥して煮つめたのをポット三つに詰めて、病院さ届けているんだって。

そしたら、青森の八戸で会社経営しているっていう人がガンで同じ部屋に入院してきて、その社長さんにもそのエキスをあげていたら、その人もずっと入院していたんだけど治って先に退院したそうなのね。それでその社長が喜んで、一カ月くらい経ってから奥さんと二人でお礼に来たって言ってましたね。

そういうことがあって、そのうちそのご主人も、六年間も入院していたんだけど、治って退院したの。それで先頃、だいぶお齢もとられて亡くなったんだけどね。

桑は山桑がいいっていうのね。それを三日くらい陰干しをしたら煎じて飲むということをその人もだれかに聞いて実行するようになったみたいで、初めは自分が山へ行って採ってきて。だんだんに忙しくなって行けなくなって、人に頼んでとってきてもらうようにはなったそうなんだけど。

もちろん、剥いだ皮も、葉っぱも使っていいんだよ。たとえば、桑が生えて育っていって、一本になるわけだから、やっぱり全体が抗ガンの要素をもってるって思っていい

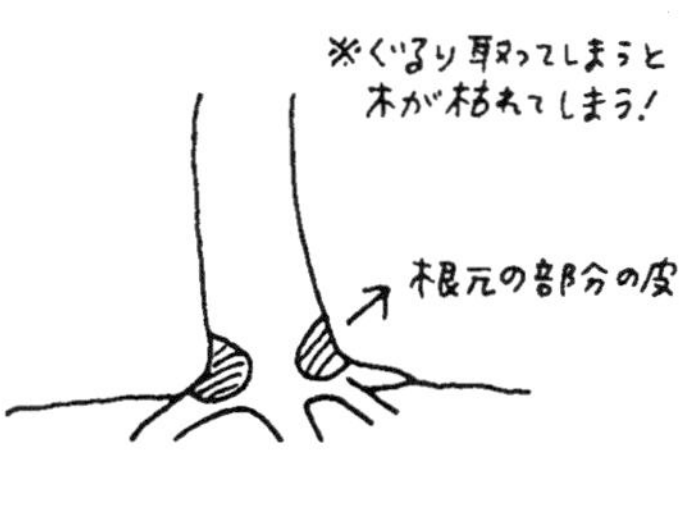
※ぐるり取ってしまうと
木が枯れてしまう!
根元の部分の皮

クワ【桑】　クワ科クワ属の植物の総称。中国原産と考えられ、カイコ（蚕）とともに古くに日本に渡来。葉は蚕の飼料として使われる。高血圧症、動脈硬化症、咳、喘息などに薬効がある。

んだよ。桑の皮はぎゅーっとつながって剥がされやすいからね、その皮を干して裁断しておいてお茶こにして飲んでもいいわけ。ただ根元のところほどの効果はないかもしれない、というだけなんですよ。

今は、何もかもが余りにも細分化された時代だけども、人間って総合的なんだからさ。自分のからだと関わりをもとうとする植物に対しても総合的に考えることが非常に大事だと思うの。

病院の医師からも「飲み続けてください」と

で、妹さんもくるぶしのガンが落着いてきて、ほぼ治ってきたの。ただ奥のほうに骨が削れたようになってるところにまだガンが残っているからといわれて。それから一カ月だか二カ月だか療養してたんだそうです。

そしたら、先生にちょっと来てって言われて。なんだろな、何か怒られるようなことしたべかと、おそるおそる行ったら、「正直に言って下さい。我々は西洋医学でやってるけれども、あなたが何を使おうと、何も否定しないと。だからありのままを言ってください」と。「どうしてご主人が治ったんですか？　それから妹さんも見ているうちにどんどん治っていってる。奥のほうのてっぺんあたりのところにガンが残っているくらいで、不思議でなんない、教えてくれ」って言われたそうなんですよ。

隠しておくこともないと思って、実はこういうことでってしゃべったら、「続けて下さい。我々も西洋医学だけでなく、民間療法も医療に取り入れてやろうと思っていますから」って言われたって。その話を聞いて私もいろんな人に話したりしてるの。同じことをやるようになってとても元気でいるおばあちゃんもいるんですよ。

〝茶色いエキス〟を自分に合った濃さで飲む

ふつうには桑の木には二種類あって、ひとつは野生の桑で、丈が高くって実のなる種類。やまくわ（山桑）っておらほの方では言うんだけど。もうひとつは畑で見かける栽培種で、丈の低いものね。ひらくわ（平桑）っていうほう。昔は屋敷の境によく植えたものだったの。どちらも都会ではあんまり見かけないかもしれないけど。気をつけて見ていると今でもけっこうあるわよ。早く伸びる木だから、庭に一本くらい植えてもいいですよね。

　私も桑の小枝を剪定して、風通しのいいところに陰干ししておいたのを煎じてお茶にして飲もうと思って、細かく剪定バサミで切っていたら肩が凝ってしまって。そしたら荒物を商ってる友人が「一条さん、だめだよ、からだ壊すから」って、鍛冶屋さんに頼んで薬草を台に乗せて押し切りできるものを作ってくれたのね。

　それでその桑の葉を、枝も一緒であればそのほうがいいんだけど、細かく切っても、あるいはやかんの口すれすれに入る大きさに切ってもかまわないから、煎じてエキスが出てお茶が茶色になるのが基本。それを薄めて飲もうがどのようにして飲もうが、自分

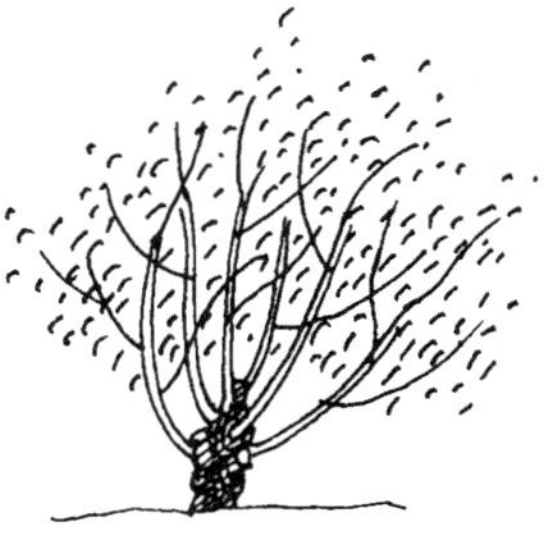

に合うようにすればいいんですよ。

子どものおやつに桑の葉、柏の葉を昔から

うちのほうでは「きゃば（葉っぱのこと）餅」っていうのがあってね。私たちの時代は小麦粉や米の粉を練って、そこに塩を入れて餅にしたのを柏の葉の上にどんとのせて、もう一枚の葉でふたをして、囲炉裏の灰の下を掘ってその中に入れてね。そうするとほっくりと焼けておいしいの。重曹とか入れなくても、小麦自体が膨らむ力をもってるでしょ。あく（灰）をほろって柏の葉のまま食べるの。柏の葉は駆虫薬だからね。

同じように、昔は桑の葉に包んできゃば餅を作ってくれたものなの。農家では金物で作った足つきの大きい五徳というのがあって、それを囲炉裏の火の脇に置いて網を渡したところにきゃば餅をのせて、ひっくり返しひっくり返しして焼いて子どもにおやつとして食べさせていたの。その桑の葉がしかも血圧の安定に力になっているのね。

桑の葉は柏の葉と違って匂いが強烈なんですよ。とどこ（蚕）くさいの。その匂いが嫌いな人も多いけどね。昔の人は、自然のままに虫が下りるように、おやつとして子どもに与えていて、生活の循環の中でそういうことができていたんですね。生活の中に生かせば、廃棄物なんか出ないのに、それが今は中の餅だけ食べて葉はみんな捨てちゃうでしょ。それどころかビニールでできた葉にまでなってしまって。

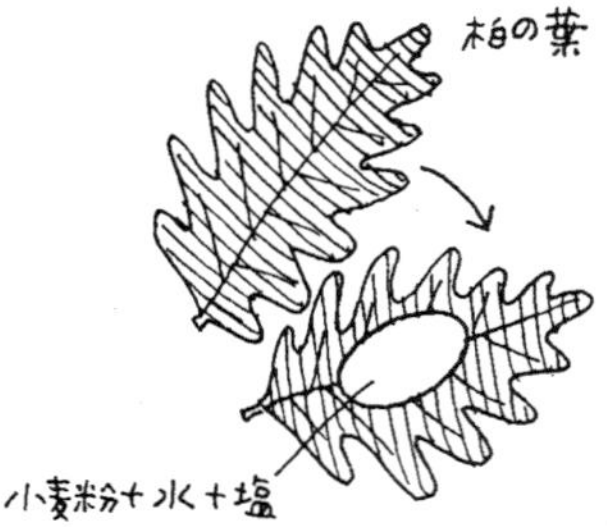

すぐに治らなければ気がすまない現代人

薬草よりも、薬を飲んで注射したほうがいいって人もかなりいますよね。確かに薬草を長く続けることによって、たとえばガンを避けられているという立証は、これくらい不可能なことはないですよ。ガンになっているのかもしれないけれども、自然治癒しているのかもしれないし、中にできた腫瘍に薬草が浸透して、それがはじけて尿とかウンコに混ざって出てしまってるってこともありうるわけで。だけどその立証は難しい。

若い世代の人たちと話していて感じることだけど、即効を要求するというか、すぐ治らなければ気がすまないんですね。何年かかって病気になったかを考えもしないで。三十代の若い女性でリュウマチになっていた人が、どうしたら治りますかって、迫るようにして聞いてきたことがあって。それで私、その人に「おばあちゃん、お母さん、あなたと、どのくらいの歳月がね、百年はたたないだろうけれど、どのくらい血の伝統が続いてきたのか考えてみて」って言ったわけですけど。それを治すといったら、半端な努力じゃできないのはあたりまえなのに。とにかくすぐに治りたがる人たちが多いですね。

薬草で治るというのは、注射一本で効くというのとちがって、ゆっくり自然に治るということが大事なんですね。薬草を飲んでいる人の体には、ある程度薬草が染み込んでいるわけです。そこにたとえばガンに効くというダイオウ（大黄）とか、ああいった込み入った漢方の薬に近いようなものを使用する場合でも、非常に受けつけやすい体になっているんじゃないかなって思っているんです。土壌ができているって言い方をしてもいい。

遠い外国で作られた薬草をそのまま飲んで大丈夫か？

外国のものの場合、それをそのまま受け入れていいかどうかということも考える必要があるんじゃないでしょうか。日本の中だけだって気候や風土がずいぶん違うのだから。外国からいろんな食品が怒濤のように入ってきていて、どうやって自分のからだの性質や状態と照らし合わせて判断していったらいいのか。いくら薬草とか健康食品といっても、これからの人たちは、自分が責任をもって選ばなきゃならない。そういう時期にきていると思いますね。

スギナのお茶がいいってことになったら、ちょっとした袋入りで、もう三〇〇〇円もするわけです。またそれが売れているというから。遠い外国からのものでは、どんな土地でどんなふうにして乾燥させたのやら、わからないですよ。流行に走るんじゃなくて自分で選択することが必要ですね。人に与えられたものじゃなく、自分で選んでほしい。

自分で「環境」を創り出していく気持ちで

地球そのものは、我々なんかが生まれる前からすでに、人間がそんなに苦しまないで生きられるものを与えてくれてるのに、それをぶち壊して、そして何だか得体の知れないものを作り出してね、それが文明って言ってるんだから、おかしなものですよ。

今ごろになって「酸性雨の高い数値が日本でも出た」なんて報道して。それだったら毎日放送すればいいじゃないですか、「今日の酸性雨はどれだけだった」って。ぶくぶく泡立てて洗剤や石けんを使っている画面を流し続けてきている、そういうテレビが、もはやみんな体の一部になってるでしょ。マスコミが流す情報も環境破壊を進める悪しき要因ですよ。

こうやって日本中に降るようになった酸性雨のことを考えると、前に採って保存しておいた古い薬草がどんどん貴重なものになっていくのね。色んな知り合いに薬草を送ってあげることもしょっちゅうなんだけど、一キロの薬草っていったら大変な量の生のものが必要なのね。限りがあるものだから、大切に使ってもらえるといいですね。

地球あってのものだねなんだし、これからは私たち人間もひとりひとりが自分で「環境」を創り出していくという気持ちにならないと。何百年たっても、そこに種をおろしたものは生えるわけです。誰が食べても生き延びられる状況を作っておきたいって感じがあるんですね、私自身が。それは全然いいふりしているんじゃなくて、もともとそういう人間なんです。

子宮ガンに体力をつける
ツチアケビ

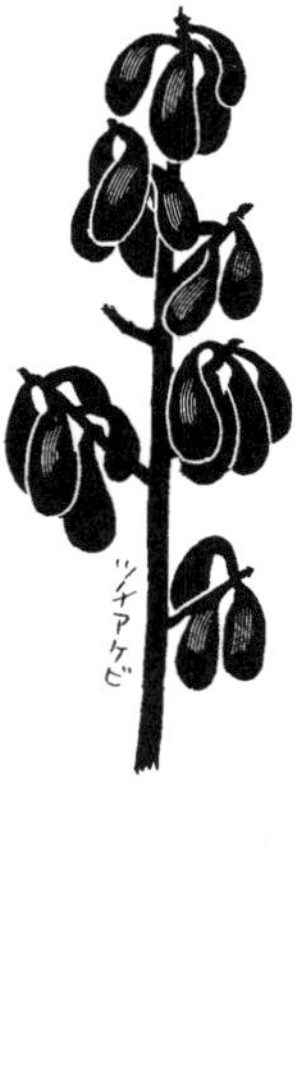

死と向きあっていた人が「すごく食欲が出た」

ツチアケビという、五センチくらいの大きさのアケビに似たものがあるの。唐辛子みたいに真っ赤でプクッとした姿でね。アケビは里の近くにあるんだけど、ツチアケビはもっと山深いところの、ハチの巣が固まってあるようなところで見つかることが多いのね。それを乾燥して、煎じて飲ませると子宮にいいんですよ。

私が山の学校に頼まれて教えに行ってた若い頃のことだけど、一緒に働いてた養護の女の先生が子宮ガンで出血して、一年くらいになるというの。その人が血を流しながら働いてるんだよね。自分はもういつ死んでもいいという覚悟ができているんだって、死と向き合って生きている人だった。それで、とうとう倒れてしまって、うちに来たときに、ばっちゃが子宮にはツチアケビがいいと言って、採ってきてくれたんですよ。その女の先生、ツチアケビを乾燥させて持っていって、飲んでたの。それで、私がどんな案配ですかって聞くと、すごく食欲が出て、食が進むんだって。子宮ガンは食欲がなくなるでしょ。出血しているから微熱も出てくる。子宮の中がとけてくるわけで、臭いがしてくるのね。ツチアケビが体力つけたんだと思うの。

四〇年前に放射線治療を選択

その先生には親代わりのような伯父さんがいてね。その世話をしなくてはならないというので一生独身を通したんですけどね。彼女のおじいさんは、小堀甚七さんといって、農民たちが入会権を主張して闘った小繋《こつなぎ》事件のときの、足尾鉱毒事件の田中正造みたいな存在の人でね。いつも懐ろに六法全書を持っていて、野を歩くときも読んでいた。農民の人たちは法律的なことは何も知らないわけ。それで「おめ（前）だつは、そういう闘いをしていたのでは、いつまでたっても山の地主に勝てないぞ、こういう方法がある」と言って説いたの。闘争の始まりを開いたのはその人です。その人の家から、彼女のお母さんが出ておられるんですよ。

それで彼女はそのおじいさんの息子さんのところに相談にいったのね。今から四〇年くらい前の話よ。「私は不治の病にとりつかれています。もう死んでもいいと思っています」と。そしたら怒られてね、「命を粗末にするやつがあるか。死にたいと思っても死ね

ツチアケビ　ラン科の多年草。深山の木陰に生え、奄美諸島から北海道にまで分布。夏、アケビに似た直径1・5～2センチほどの赤褐色の果実が鈴なりにつく。漢方では果実を強壮、強精薬に用いる。

ない者もあるし、生きたいと思っても死ぬ者だってある。放射線を使う抗ガン治療の方法が出てきているときに、なんで希望を持たないんだ」って、ものすごく叱責されて、思い直して入院するの。そして大手術をして子宮を取ってしまって、放射線を当てて当てて、今も元気でいらっしゃるよ。

病後の体力回復に手間だけど抜群
大根の繊維＋ウルイ

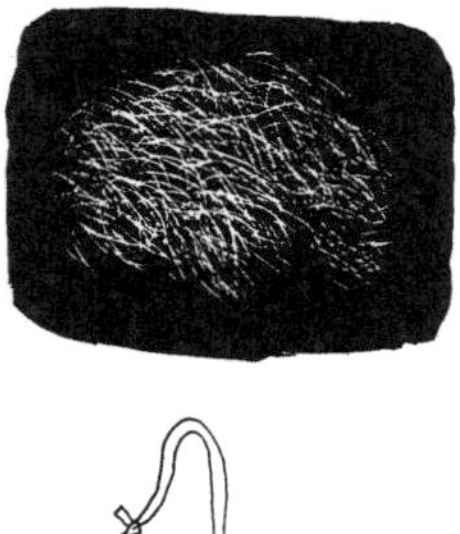

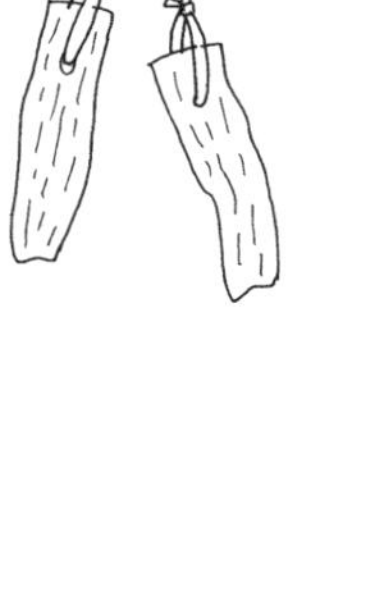

白血病で衰弱した子がぐんぐん回復していく

これは大根を毎日料理して食べるというのとは違うんだけど。大根の繊維は病後の体力回復なんかにすごくいいの。ただ繊維を取るのがけっこう大変なのね。

大根を干して乾燥させて、冬も凍（し）みらかしてずうっといくと、自然にからからに干し大根になるの。そうすっと繊維がさーっと浮き上がるでしょ。それからまただんだんに肉がそげて透明になっていって繊維だけが残るの。肉も少しくっついてはいるんだけどそのなかに繊維が網の目のように入り込んでるっていう。それが大根の繊維をとるということ。だから寒中の害虫も死ぬような時代もくぐりぬけて、二年くらいかけると最もいいものができるわけ。大変な仕事。だから忙しい現代人には合わないんだ。でも、こんなふうに長い歳月を通してクスリになってくれる植物との付きあいをしていくことをどこかで覚えていることもいいんじゃないかな。

私は落ち葉の上みたいな自然のところに放っておくの。凍っても溶けてもかまわずに。なるべく高いところに置くとかして動かさないで。雨風にも当たらないほうがいいわね。繊維がとれたらカラカラに乾燥させておいて、それを、根ごととったウルイと一緒に煮詰めるんですよ、どろどろになるまで。

ある白血病の少女が西洋医学の治療をうけていたんだけど、どんどん衰弱していくから、病院と話合いのうえでお父さんが家に連れて帰ったっていうの。そのお父さんは大根の繊維とウルイを煮たものを飲ませると体力がつくということをどこからか聞いて、必死でやるわけですよ。彼女はぐんぐん体力がついていくの。

あるときにお母さんが、これほど体力がついたんだからもう一度医者にみせましょうって。そう言ってきかなくなるんですよ。それで病院に連れていくと、医者がこんなに丈夫になったんだからと、また放射線照射治療をやるわけ。結局、その子は亡くなってしまったのね。どうしてこんなに体力がついたのかということをお医者さんともちゃん

ウルイ　ユリ科ギボウシ属「オオバギボウシ［擬宝珠］」の別称。日本各地の深山に自生。「ギボウシ」の呼び名は「若い花穂の形が宝珠（仏像の後ろにある炎の形をした飾り）似ているところから」ほか諸説。東北地方を中心に山菜としてよく利用されている。

と話し合えればよかったと思うんだけど。

それほど大根の繊維は体力回復にたいへんに力があるの。大根を食べる家には病人はないと昔から言われてるけれど、ほんとうにそうなの。

煮つめてトロトロになったウルイの粘りがいい

ウルイの根というのも体力増強に非常にいいといわれてきたんですよ。山のウルイがいいんだけれど、なければ屋敷のウルイでも代用になるし、根がなければ葉っぱでも茎でもかまわないから、これをトロトロになるまで煮つめてそれを食べると、体力がつくのね。煮ると出てくるこの粘り気がすごくよくって、生よりはるかにいいと言われるんですよ。農村の人たちはウルイを漬物にして生で食べたり、おつゆに入れて毎日食べたりしてきたの。

ウルイもたくさんとれたら乾燥させてとっておいて、よく煮出してその汁をのむといいよね。干したのは葉っぱの隅々にまで繊維が張りめぐらされて、半日以上煮てもどうしても繊維が柔らかくならないから、料理用にするのは少し難しいかな。

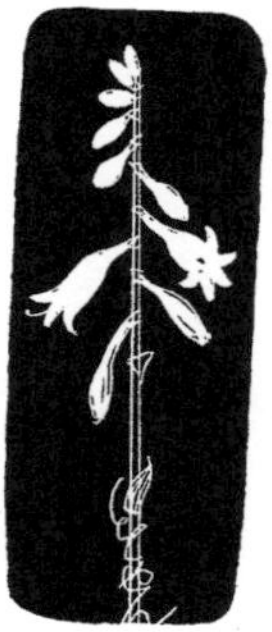

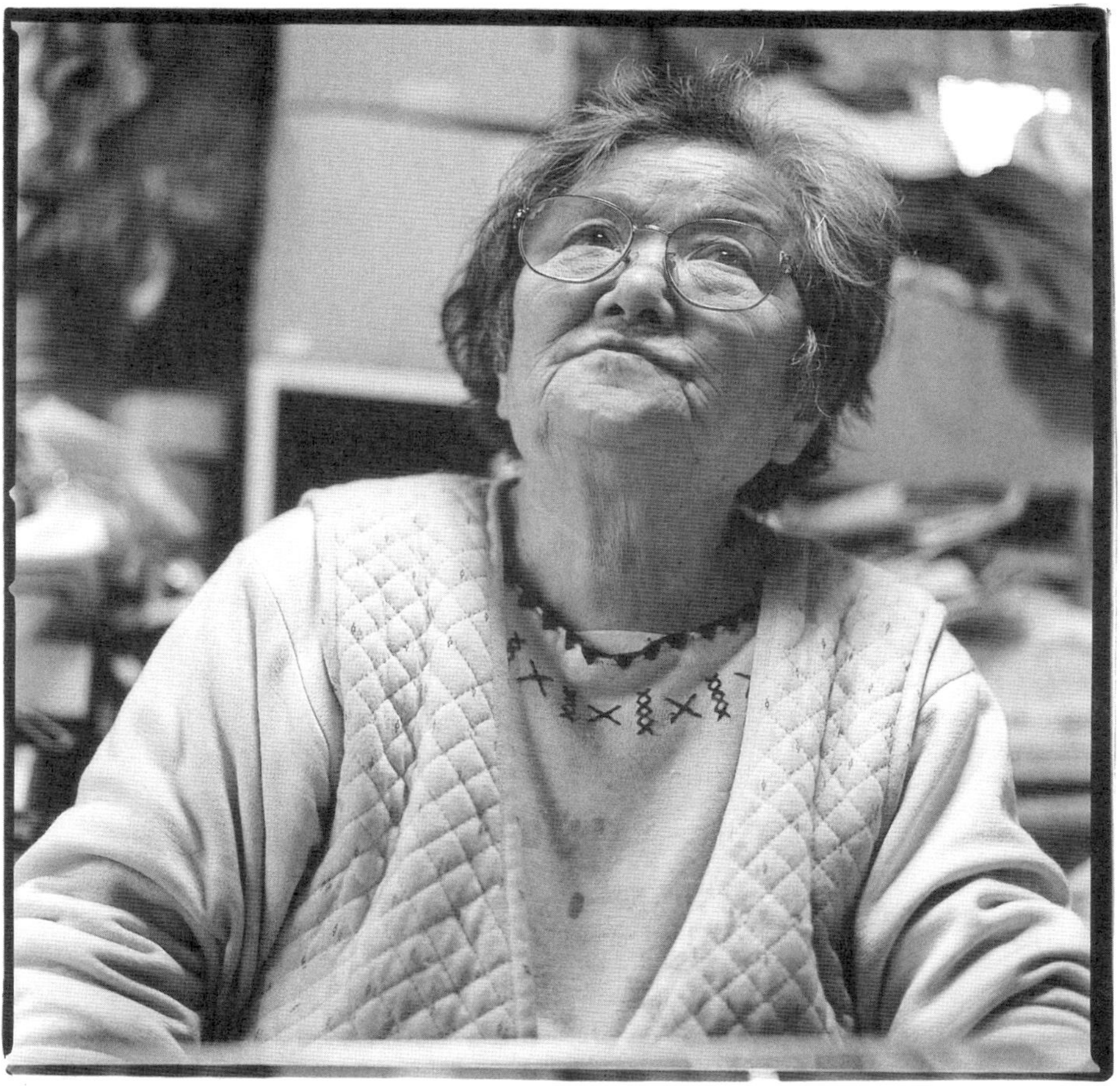

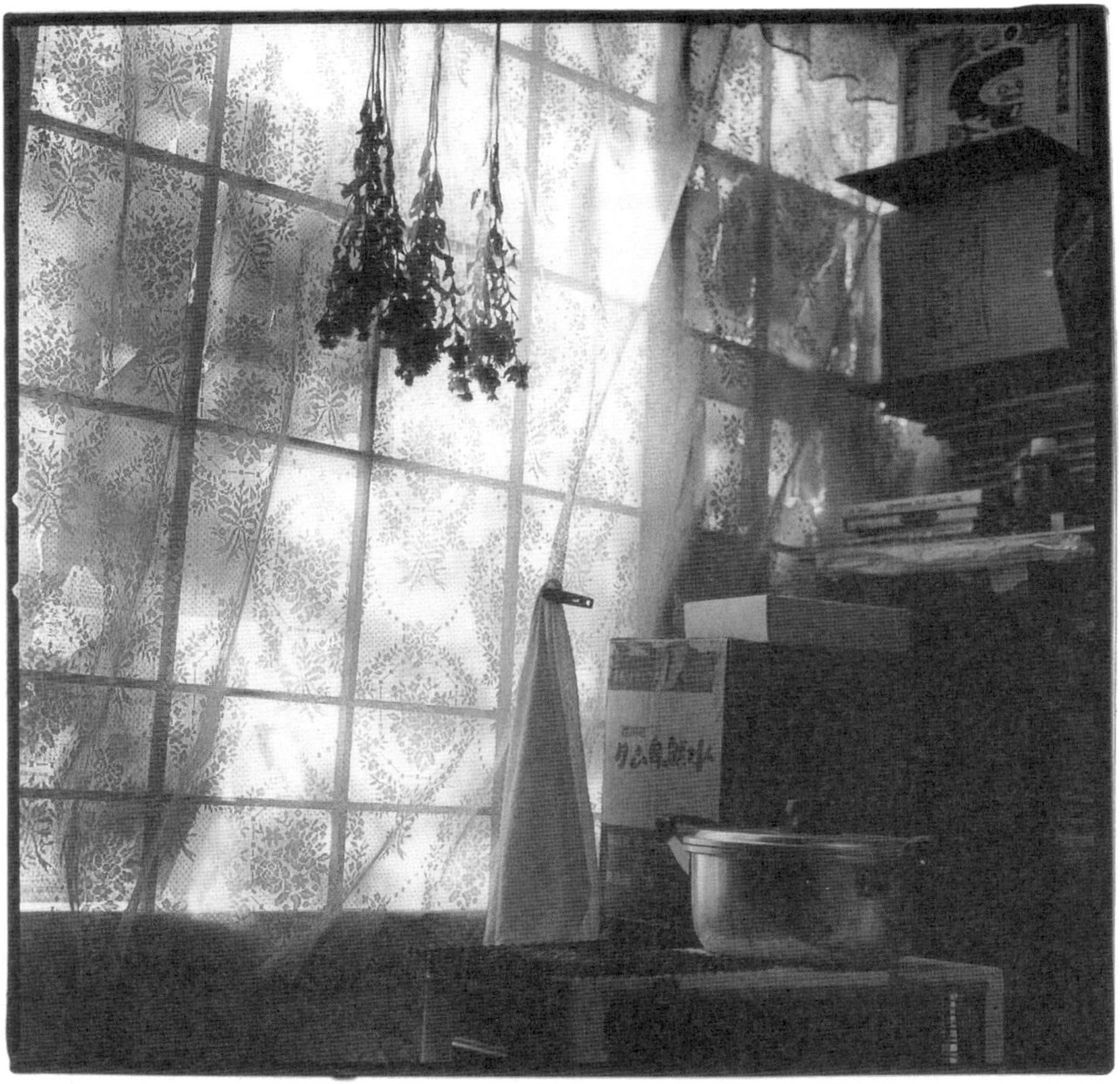

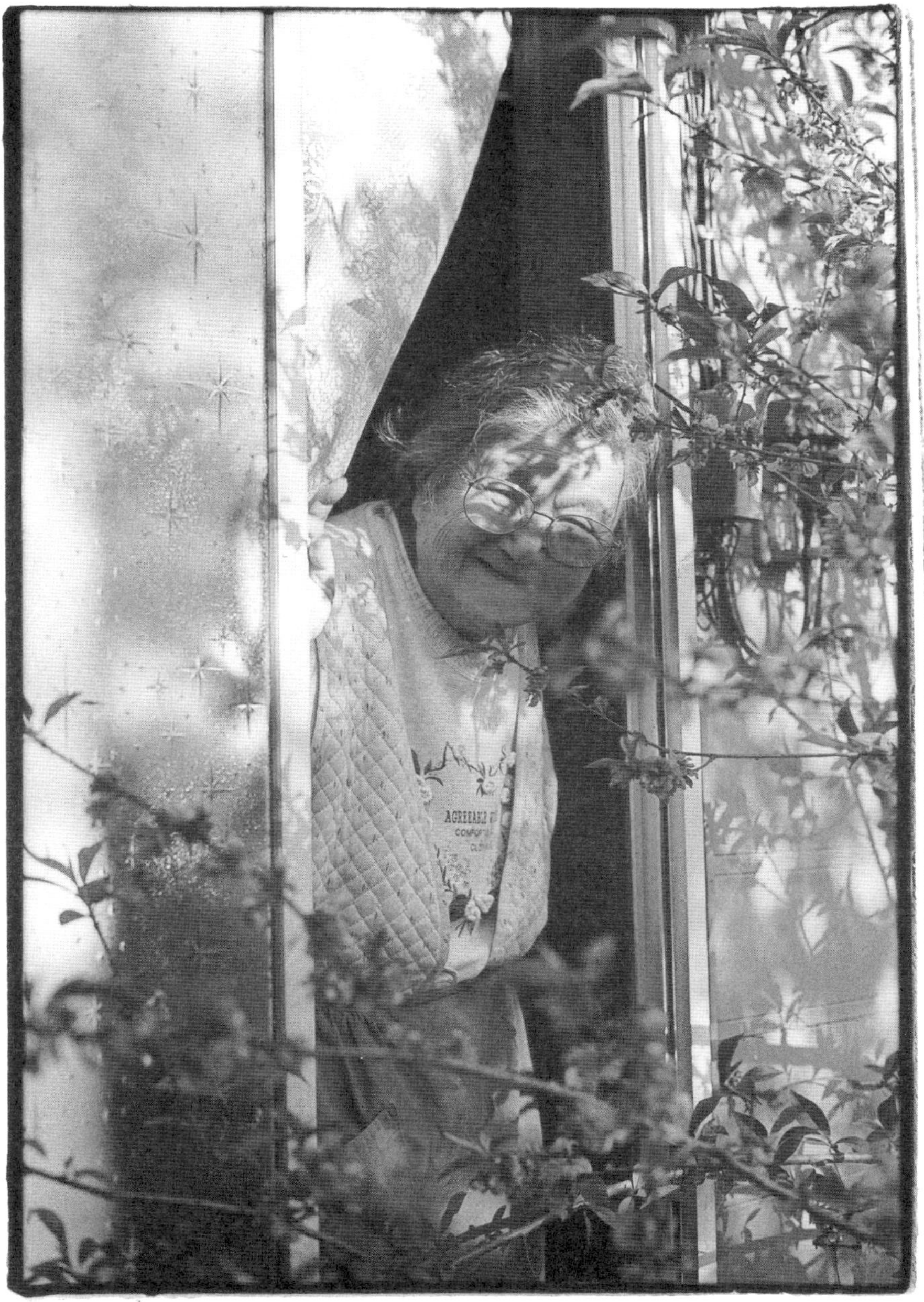

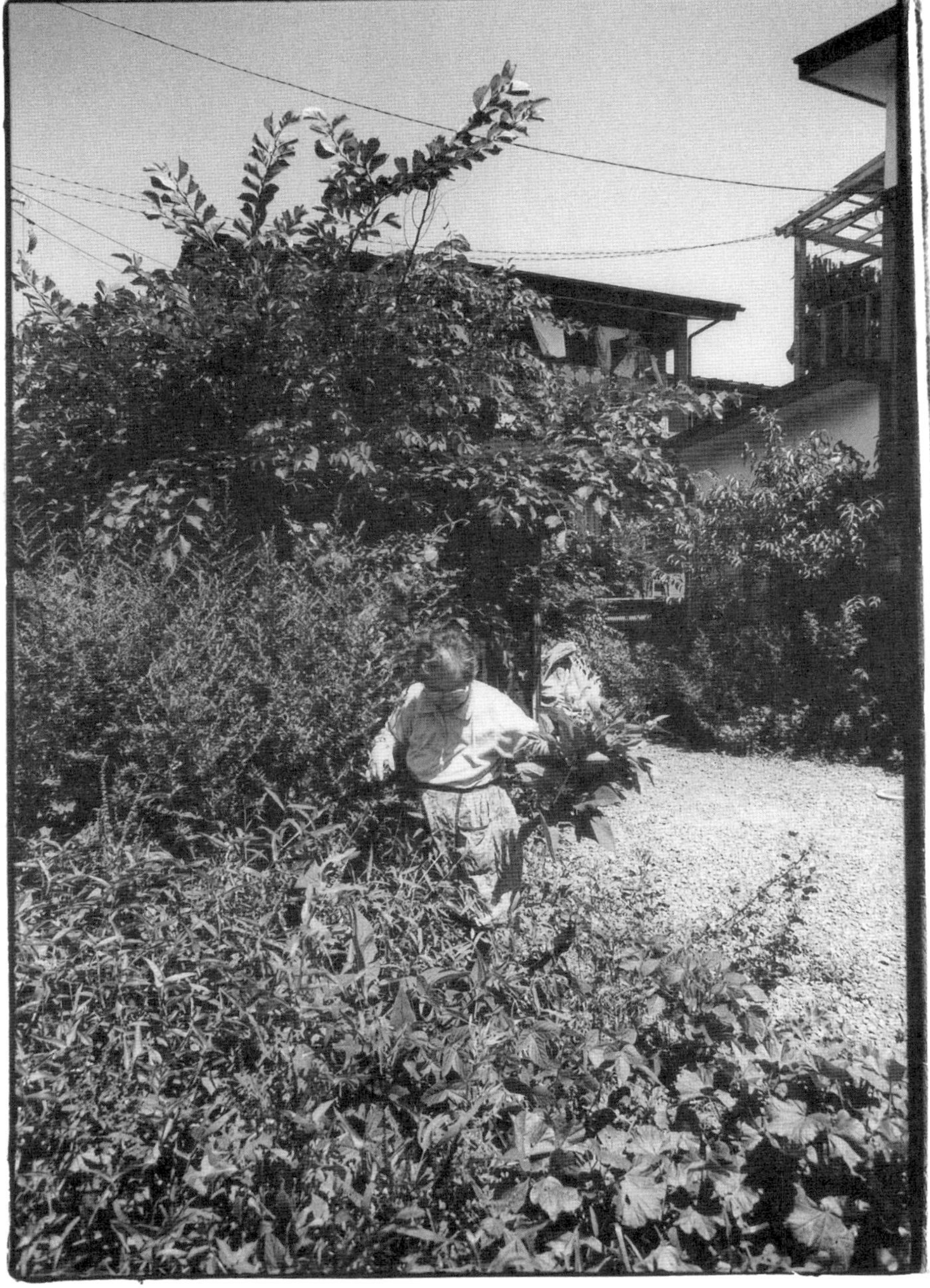

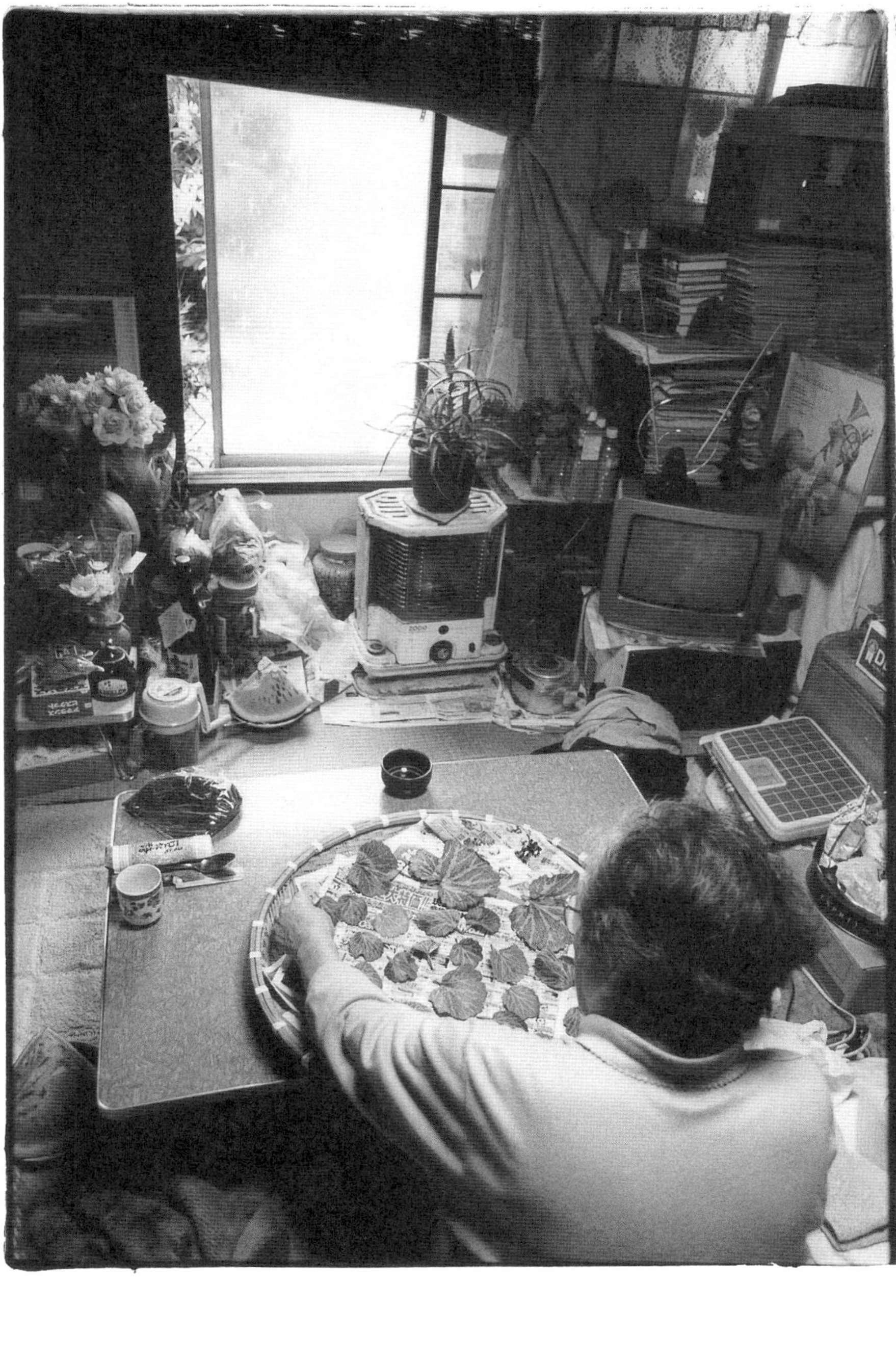

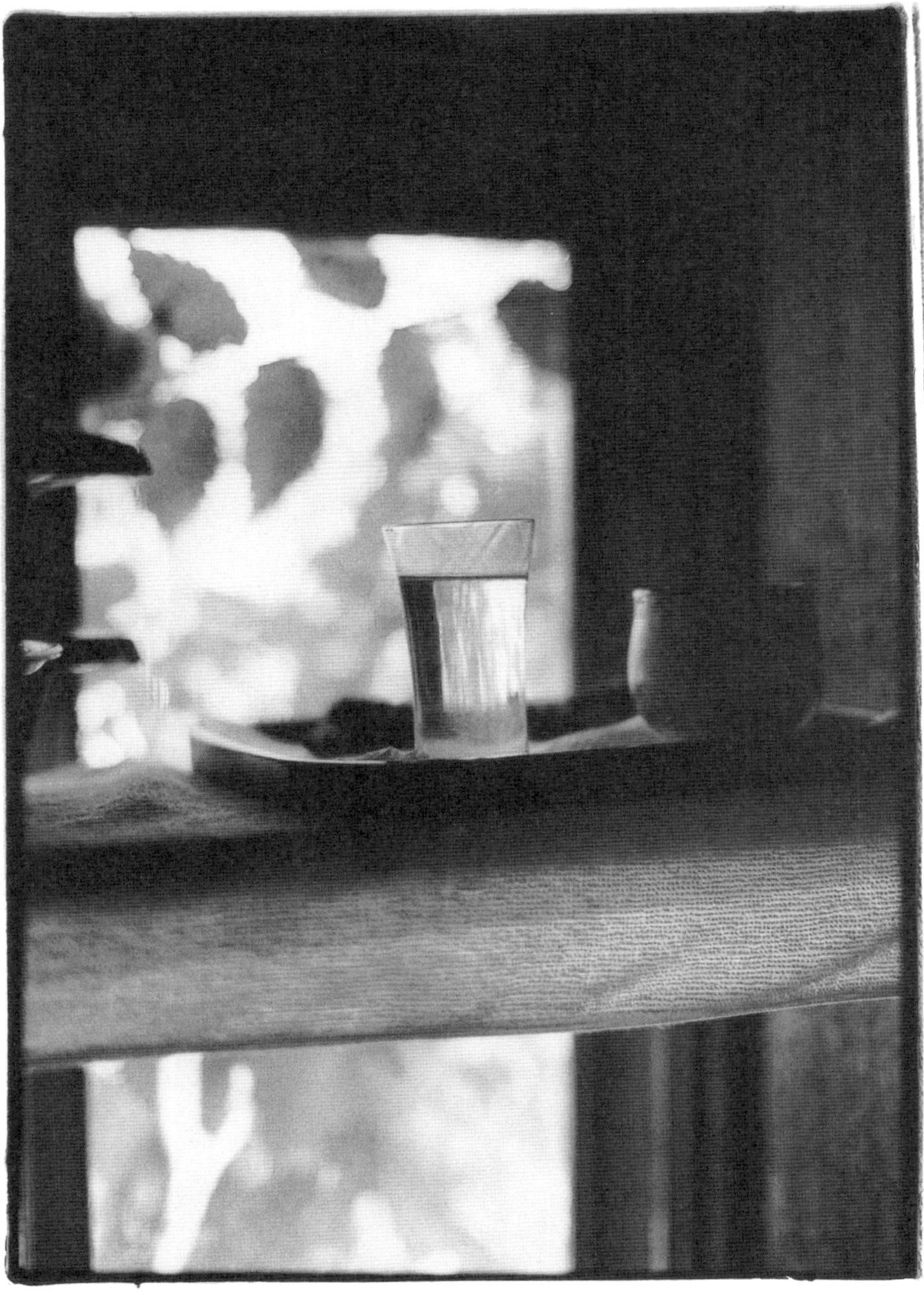

◆第２章
身近なものを上手に使って

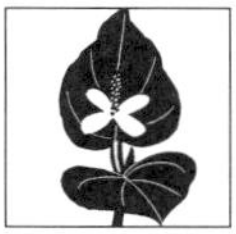

体内の毒を吸い出す ドクダミ

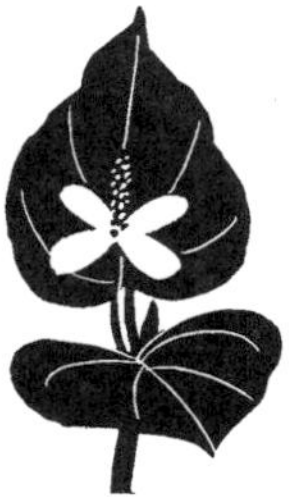

蓄膿症の人は生の葉をもんで鼻へ

ドクダミは、まったく浄血っていうか、血液をきれいにするから、あれをずっと長く飲んでいると病気になりにくいと思うよ。ドクダミばっかし飲んでいても、かなり効果があると思うの。

蓄膿症の人はドクダミの生の葉っぱをもんで直接鼻に入れると、鼻汁がいっぱい出てくるからいいんだよ。眉間のあたりに貼っても効果はあると思うしね。寝る前にでも、ユキノシタみたいに生の葉を採ってきて、ちょっと火にあぶってから柔らかくなるまでもんで、ベタベタと貼って寝ればいいこったよ。

生の葉っぱだけ取って来て蒸してから煮て使うやり方もあるの。あるいはじかに煮てもいいわね。とろとろになるほどよおく煮つめたら、これは冷えると膏薬みたいになるから。これをかき回して、お塩をちょっと入れて、ビンに入れておけば、怪我したり、膿んだりしたときとか、それから虫に刺されたり、水虫にも、軟膏みたいに塗ると、すごくいいからね。あれは毒を吸い出す吸い出し軟膏みたいなもんだからね。体内に入ってもかなり内臓の毒を吸い取って出すという役割をしていると思うんですよ。ただ、ドクダミは血のほうに影響するからって、私のところでは妊娠中や産後は飲ませなかったですね。

それからドクダミは虫除けと臭い消しね。昔だったらナフタリンみたいなのとか、最近はまたいろんな薬品を使ったのが出回ってるけど、あれらのかわりがドクダミよ。花が咲いたころに採って袋に入れたのをタンスに入れておけば虫除けになるし、きれいにそろえて結わえたのを逆さにして、トイレに飾っておけば、臭いもとれるの。

長い間お茶にして飲んでると色白に

採る時期は、梅雨のころ、花がこれから開くというときがいちばん力があると思うけど、でも私はいつでも、採れるときに採るの。

ドクダミとかツユ草は根の力が強烈だからね。冬になるとみんな枯れて何もかにもなくなってしまったように見えるけど、翌年にはまた別なところから新芽が出るからね。根がどこまでも張って増えていくのね。だけどドクダミは種でも増えるんだよ。

ドクダミ　ドクダミ科の多年草。繁殖力が強く、広く身近に見られる。初夏には淡黄色の小さな花をつける。草全体に独特の強い臭いをもつが、茹でて水にさらすと、臭いは消えるので料理に使ったり、乾燥したものは煎じてお茶にも利用される。

私にはシミがないって、いろんな人が言うのね。今日会った人も、しばらく会っていないのにちっとも変ってないって。年寄りって変るよ、すぐ齢とるからねって。髪も齢のわりには白くないらしいの。ドクダミをそんなに濃くドロドロに煮つめなくても長い間お茶にして飲んでると色白になるっていう効果があるから、やっぱりそれで色素を変えちゃうんじゃないの？　髪とか皮膚も、薬草を長く飲むことによっていい状態が保たれるんじゃないかな。意識して飲んでるわけじゃないの。だいたいうちのばっちゃんたちがドクダミを飲んでいたったのね。

薬の使えない時代に頼りにされたドクダミ

私が娘の頃の話だけど、うちにばっちゃんの友人で上品でしっかりしたおばっちゃんが遊びに来るっけもさ。すっごく勉強家で、岡本かの子さんてどんな人だったかしらっとか、平塚雷鳥さんってどういう人かなって言ってて、知りたいと思ったら、夜っぴいて家に持ってる本を全部ひっぱり出して調べて、こうこう、こんなことやってるとかって教えてくれるんだっけ。彼女は息子さんがやってる新聞販売店で新聞配達をしていて、お給料をもらうと、今から六〇年も前に、『文藝春秋』とか『改造』とか買って読んでたの。明治の村の女でもそういうふうな人もいたんですよね。

ドクダミ飲んで結核の家族を看病

うちのばっちゃんと気があってね、しょっちゅう遊びにいらして。息子さんも、嫁に行った娘さんも、嫁さんも、孫さんも、妹さんもみんな結核で死んだの。それをあのばっちゃんが付添いしてみとってあげたんですよ。そのおばっちゃんはドクダミを真っ黒に煎じて飲んでいて、感染しなかったんだって。私にも自分で採ったドクダミをきれいに揃えて、きちんとして持ってきてくださるっけ。これ飲んでって。「私、これのおかげで疲れないような気がします」って言って。

うちでも家の裏にドクダミが繁茂していてね、裏の風通しのいいところにずうっとさおを渡して干しておいて、これは去年の分、余ったら順次古い年のものから飲んでまた次の年にこうやってって、いつでも切らさないようにしていましたね。

うちは蕎麦屋をやっていたから、煎茶があったのね。それで茶の間では囲炉裏が切ってあって、いつでもお客さんには煎茶を出せるようにしていたけど、ばっちゃんはもうひとつ長火鉢をそばに置いといて、そこではドクダミ茶を沸かしておいて、おばっちゃんが来たときなんかは、あの人は結核の家族の中にいたからね、「ドクダミ飲みやすか」って言って、「いただくかな」っていうとドクダミのお茶をあげたりしてね。

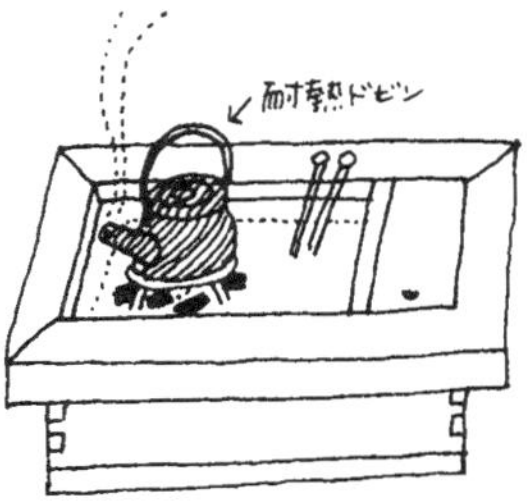

食糧も医薬品も軍隊優先だったから

私が育った時代の農村では、特に女の人たちは農作業の重労働に加えて家事、子育てと休息も栄養も充分とれないで、結核になってもお金もないから医者にもかかれないし、ドクダミとか、ネギとかニンニクとかで治そうとしてきたんだけど。そこへさらに戦争が始まると、どんどんと食糧も医薬品も軍隊のほうに行ってしまって。

私の同級生たちもバタバタと結核で亡くなっていったんですよ。ついには食塩水の注射を打つという悲惨な看護態勢に追い込まれて。看病する家族も必死に感染予防しなくちゃいけないから、まず、ドクダミを飲んで看病するとかね。それから極端に言うとタバコを飲めばニコチンで感染を予防できると思ったりとか。友人の家のじぃさまが、リンゴが殺菌力があるそうだから紅玉リンゴを一日七個食べると結核菌を殺すんだぞって言ってたと聞けば、そのとおりやったりね。

石灰化した腎臓でもドクダミ飲みながら長生きした叔母

「過ぎたるは及ばざるがごとし」というのは、過去の言葉じゃなく、現在も、民間療法をやる限りは守らなくてはならないことですよ。ただし、どれっだけ飲んでもかまわないのはドクダミ。ドクダミはガタガタと煮てドロドロに真っ黒くなったのでも差し障りないですからね。

私の叔母も、側にずっとついていた人がある時、「叔母さんの肩、下がってやんすべ」って言うものだから、見たらほんとに下がってる。叔母自身はどこもなんともないと言ってるけれど。ただ血圧が下がらなかったので、それがおかしい、どうしてなんだということから精密検査をやってもらったら、腎臓が石灰化して小っちゃくなって、働かなくなってしまっていたんですね。それでもその叔母はドクダミを飲み続けながら仕事をして九十歳近くまで生きましたよ。

明治の頃に働く女性たちのために「子どもの家」を作る

叔母のところに遊びに行くといっつも、ストーブの上で真っ黒に煎じていたドクダミをコップ一杯飲まされたものでした。叔母は明治の頃から働くお母さんたちのために「子どもの家」というのを作ったんです。こういう、先に生きた女性たちの先駆的な努力があって、今の女性たちの幸せがあるわけですよね。あのころは何にも女性の働き口がなかった時代で、土方のような男の人と同じ仕事か、まれに電話交換手とか女教師とか看護婦くらいしかない。土方をしなければ食べられないお母さんたちは赤ちゃんがいたら働けないですよね。そういう人たちの子どもを叔母は一歳時から預かって。町がそれこそ仏教一色のときに、二十七歳で敢然とクリスチャンになった人ですけど。

それがだんだんに保育園のかたちに発展して、今も続いています。

ちょうど叔母がずんずんからだが弱くなってきて、園を閉じるかどうするかという話になって、継続していくにはどういうふうにしたらいいのかといったことを牧師さんと相談していたのですが。継続していくにはお金がかかると。かなり叔母の財産で維持していましたから。次の人にバトンタッチするとなると、国の補助をもらうことになる。そうなれば会議ばっかり開いて、さまざまな制約を受けるようになるから、そっちにエネルギーを奪われるよりは閉鎖したほうがいいというのが牧師さんの意見だったけど、最終的には自力で続けるということになって。

子どもたちが元気なのは、薬草のおかげかも

叔母は、亡くなるまで長きにわたって、たくさんの子どもたちを育ててきたわけですよ。公立の保育園や幼稚園よりも、「子どもの家」を希望する人たちが多かったですからね。真っ黒いドクダミを飲んで叔母ががんばってるというのをあとで聞いて、私はひどく感動したものだから、叔母が休んでいるときに補助でずっと行って働いていたんです、二十代のころのことですけど。

私、あるときいろんなことに遭遇してドクダミから遠ざかったことがありましたけど、やっぱり、しまった飲んでおけばよかったとあとで思いましたね。私の子どもたちは、私のうまくない母乳をパクパク飲んで育って、えらい元気がいいけど、やっぱりこれは薬草のおかげかな。

腸の働きを調節してくれる
ゲンノショウコ

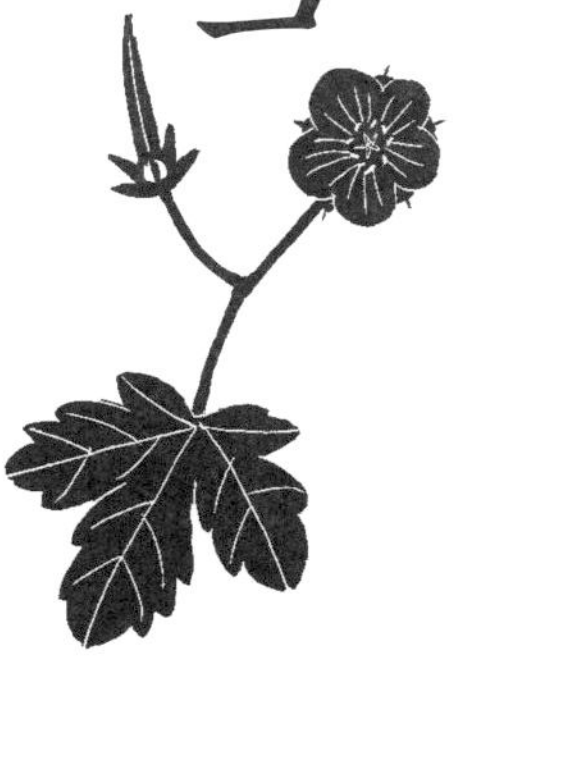

ゲンノショウコ　フウロソウ科の多年草。日本各地の山野や路傍に生える。昔から民間薬として知られ、茎、葉を乾燥させたものを煎じて下痢止め、便秘などに利用されてきた。

「お灸とゲンノショウコで助かった」

ドクダミに比べるとゲンノショウコはどんどん見なくなってるわねえ。「ドクダミはいい、いい」って言われてるから、採って来て家の周りに栽培するわけだ。昔は屋敷の周りさ置けば蛇が来ない、臭いを吸収するからって便所の周りに植えておいた家もあったよね。それだけドクダミは生活に非常に近いんでしょね。

私たちの子供のころは、ゲンノショウコの花が咲くと、「カギッコ」って言いながら花をいじってクルンとひっくりかえしてカギのようになったのを唇にひっつけて遊んだりしたもんだけど、ドクダミにくらべればちょっと遠い感じするもんね。あれは煎じたらほんとにいい胃腸薬になるのね、特に腸の働きを調節してくれる。それにゲンノショウコは風邪薬でもあるんだよ。

だけど身近でありながらドクダミにおされてか、あんまり栽培するって話聞かないよね。大いに利用したほうがいいよ。なかなか増えないけども。ゲンノショウコは白い小さな可憐な花が咲くのね。ただ気をつけないといけないのは、そのそばによっく似た草があるの。毛がもさもさと生えたので、こっちは毒があるの。おんなじ形してるんだよ。それが怖いからね、ようく見極めないと。

私の家の向かいに、ご主人は九州に単身赴任で行ってて奥さんが借家してたんだけど、その人がひどく痩せていて、一緒にお風呂に入ったら、体中にデキモノのようなのがあってね。あるとき風呂に入りながら聞いたら、ものすごく胃腸が弱く生まれて、小さい時から下痢だのなんだのばっかりしてて、ひとっつもいいことねかっけと。あるときに「灸」というものがあるから、やられたらどうですかって勧められたんだと。それで灸をしに行ったら、すごくおっきいモグサをおっつけられたんだって。あまりの熱さに、焼き殺されるかと思ったほどだったけど、そのおかげで治ったからって。

彼女がいっつも縁側にゲンノショウコを吊るしておくっけよ。女の子が一人いるんだけど、その子をつれて山に行ってゲンノショウコをよく採ってきて陰干しにしてね、いっつも煎じて飲んでるっけよ。そしてこの頃はなんともない、何でも食べられるって。弱かったときは、胃腸が痛くってもう、歩いても響くっけって。そんなに弱かったんけど、お灸とゲンノショウコで助かって、すんごく健康になったたって。

たえず人間を
助けてきた

ユキノシタ（井戸草）

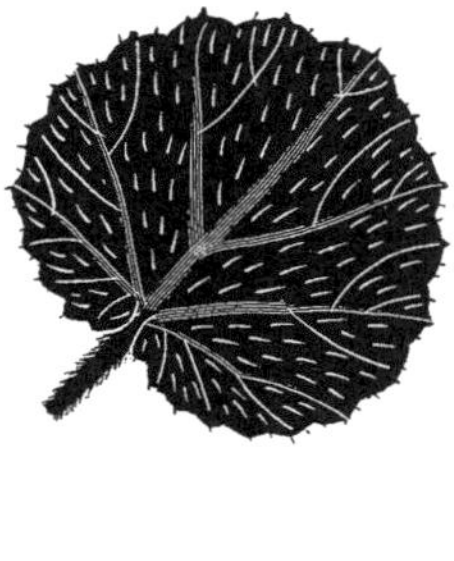

イドグサ（草）、ユキノシタ【雪下】【虎耳草】ユキノシタ科の半常緑多年草。本州、四国、九州の山中の水の流れ落ちる岩場などに群生する。葉を茹でたり、天ぷらなどにして食べる。火傷、湿疹、小児の癇などに用いられる。

中耳炎に医者いらずのありがたさ

うちのほうではユキノシタのことを「井戸草」っていうんだけど。昔は水道じゃなくてどこも井戸水だったでしょ。井戸っていうのは石垣を組んであるんだけど、その石垣の間から水を吸ってびっしり繁殖していっていたものだから、そんなふうに呼ぶようになったんだと思うのね。

この葉っぱをちょっと火にあぶってしんなりさせてからよくもむと汁が出て来るからね、耳が痛いときとか、耳がキーンと音がするとかいうときに、丸めて耳にすっと入れておくの。風邪ひいたときとか、鼻をかみ過ぎたりして耳がおかしくなったりするでしょ。そういう少しでも耳に打撃があったときに、井戸草をもんで入れておくと治るから。

前に住んでいたところの近くにあった食堂のお母さんが、子どもさんがいっぱいあってね、はじ（端）から中耳炎になって、わんわんと泣いてるの。だけどもうお母さんは、食堂が忙しくって病院どころでないわけよ。それで病院さイライラして連れていくんだっけ。「この子、中耳炎になったんですよ、忙しいのに」とかなんとかって、まるで子どもが悪いみたいに。

それで、ユキノシタをいっぱい採ってきて、こういうふうにしてごらんって教えてあげたの。しばらくたってから、にこにこして子どもを連れてお礼に来たったのね。「お医者さんに連れていかなくってもいいし、治療は簡単だし、本当にありがとうございました」ってね。子どもにも「このおばあちゃんのおかげであんたの中耳炎治ったんだよ」って言って。そういう人が何人かいるの。

友人のお孫さんも中耳炎になって、でもこのユキノシタですぐ治ったんですよ、手当てが早かったから。その娘さんにも「あなたも知っておいて。お友だちで、子どもを持った人たちがいたら、『耳鼻科に通い出せば、治療が長くなるからね、待つ時間もいっぱい取られるし。こういうふうな手当てがいちばんいいのよ』って、言ってあげられるじゃない」というふうに話して。

外耳炎の場合は、同じように、よくもんだユキノシタを耳の周り――後ろにもペタペタと貼ればいいからね。痛みが取れるの。熱を吸収すると貼ってあったユキノシタが乾いてカサカサになって取れるから、医療用のテープででも貼って押さえておけばいいよね。

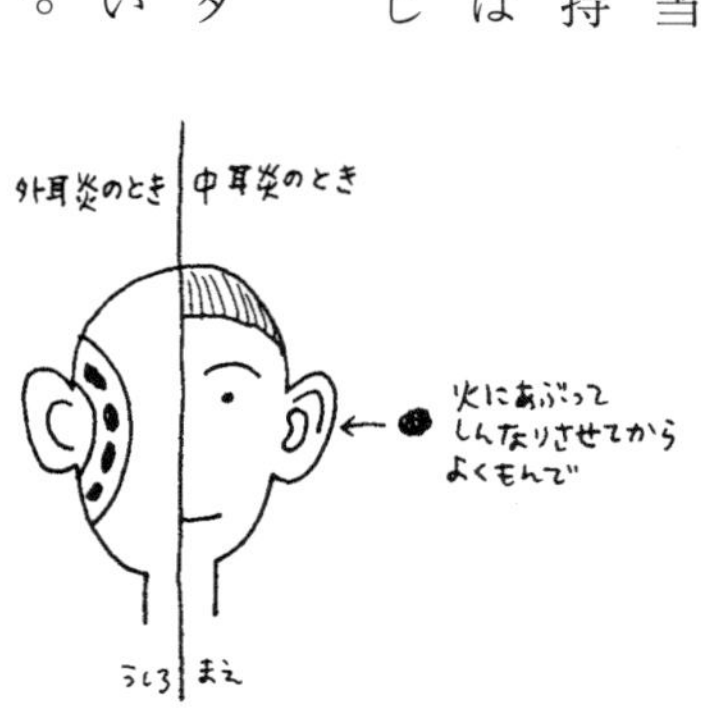

半乾きくらいが使いやすく効きめも

ユキノシタはいくらでも増えるし、一年中ある草だから、鉢に一つくらいていねいに育てておけば、いつでも誰でも使えるでしょ。天ぷらにして食べるもよし、お茶に煎じてもよし。いちばん効果があるのは三日くらい干したのらしいんだけど。ユキノシタは水分をたっぷり含んだ葉っぱだから乾かすのが難しいのね。乾きにくいものは一度蒸し器で蒸すと、水分が取れて、すぐ乾くの。蒸すのがめんどうなときは、ザルに新聞紙のような吸水性のあるものを敷いて、一枚ずつ薬草を並べて、カラカラに乾かさないで、半乾きくらいにして。

保存するのだったらちゃんと乾燥させたほうがいいですよね。急ぐ時はやっぱり一度蒸してから干せば日にちが短くてすむから。完全に乾燥して粉になったのを、お湯を注いで飲んでもかまわないし、煎じてお茶にして飲んでもいいの。貼るときも、いま言った三日干しくらいのだと、もむ時にしんなりしてもみやすいでしょ。

腎臓からくるむくみにはお茶に煎じて

このユキノシタって、薬草の中ではいちばん役に立つんじゃないかな。そのほかにも腎臓系統にいいの。整体治療士の友人が腎盂（う）炎になったときに、彼のおばあちゃんは大量に干しておいたユキノシタを煎じて飲ませて、腎盂炎が治ったたって言ってたも

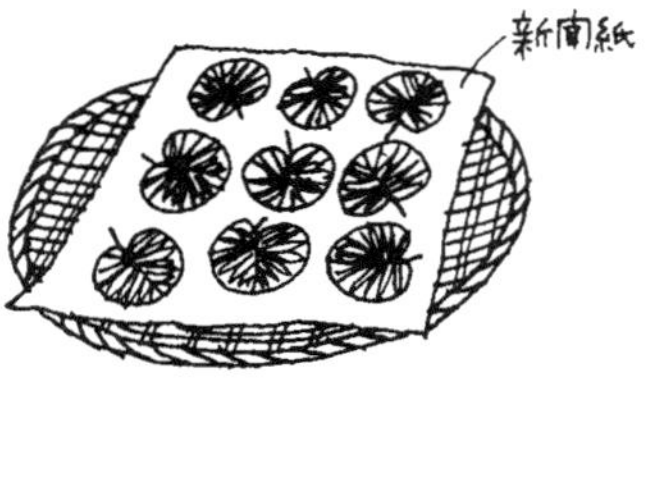

の。乾いた葉をさらし布を縫った袋に入れて蒸して患部に当てても効果があるし、間に合わないときは生の葉をそのまま当ててもいいんですよ。ユキノシタは膀胱炎のときにも重宝するからね。腎臓が弱ってくると、おしっこが出なくなったり、顔とか、くるぶしのあたりとかが水がたまったような感じで、むくんだりするのね。

別のところでも言ったけども、本式に「煎じ薬」として使う時は、お茶じゃなくてもっと煮つめるの。たとえば一升の水にユキノシタをたっぷりひとつかみくらい入れて半量くらいに煮つめたのを、一日に茶わん一杯という飲み方をするのね。

ドクダミと似たような役割をするから、ドクダミがそばにないときにこれを使ってもいいの。だれが発見したかわからないけど、大昔から、人のそばにあって、絶えず人間の役に立ってきた草ですよね。とても強い草でなまなかじゃ死なないんですよ。

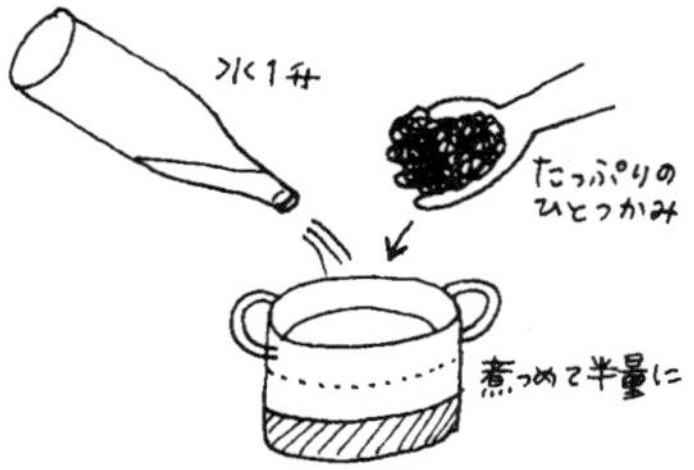

煎じ茶で膀胱炎を治す

トウモロコシの毛

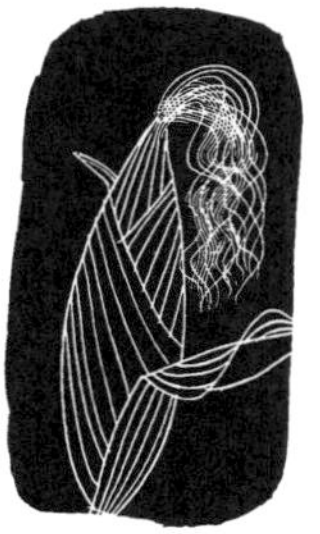

体の内と外から手当てして子宮ガンにも

　長い時間おしっこを我慢していたり、腰を冷やしたりすると女性は膀胱炎になりやすいんですよね。だけど隠してる人も多いのね。恥ずかしいと思うんでしょ。お医者さんに行くのも億劫な気持ちもあるし。だけどこじらせないうちに早く治したほうがいいんですよ。トウモロコシだったら身近にあるし、自分でもそっと治せるからね。トウモロコシの毛をとって、煎じて飲めば、たいがい膀胱炎は治るんですよ。

　私の古い友人が膀胱炎になって、おしっこがもれるのを必死に我慢して腰を曲げて歩いてくるんだったのね。その人に「おしっこが出るところに熱いお湯に浸したタオルを絞って当てて、そしてトウモロコシの毛を煎じたのを飲んでみて」って言って、渡したの。膀胱炎は冷えからなることが多いからね、温めるのはとにかくいいんだよね。それと、飲んで体の中から治していくのと両方で少しずつ良くなっていったのね。

トウモロコシの毛そのものが膀胱にいいというのは確か。それと子宮ガンにもいいの。煎じてお茶のようにして飲んだり、腰湯にしても、症状が落着くんですよ。だけど考えてみたらそれを生み出す母体があるでしょ。つまりトウキビ自体よ。あれもいいと思うんですよ。全体が膀胱にいい働きをしてくれるんだと。その最先端のところの毛がいちばん効果があるんだというふうに捉えたらいいと思うの。だからトウモロコシを食べたっていいんだよ。食べたあとの芯だって刻んで干してお茶にして飲んでもいいよね。

ただ農薬の問題があるから、農薬を使ってないものを選ぶようにしてね。気になってるのは他の地域ではわからないけれども、トウモロコシはタバコを栽培したあとの畑に植えるんだからね。タバコ栽培は、虫が葉っぱをプチッと食っても買い上げるときの等級がぐうっと落ちるんだから。ものすごく農薬振ってるというのがね。

実も皮も生活の隅々にまで役立って

トウモロコシの皮も私は捨てないの。いっぱい乾かしてとっておいて、これから縄をなおうかなと思うときには皮を水にちょっとつけて絞ってもむの。それを少しねかせておいてから編むと、引っ越し用の紐とかに強力で役に立つわよ。それから草履にもね、ワラ草履より足ざわりがいいんだよ。トウモロコシの皮は薄くて柔軟で破れないから布

トウモロコシ イネ科の1年草。南アメリカ原産とされる。熟した果実が食用に広く利用されている。果実の先についているひげ状の毛を乾燥させたものは生薬として急性腎炎、妊娠時のむくみとり、膀胱炎に用いられる。

と同じなの。皮を細かく割いて編めばね、ビニールのぞうりなんかよりずっと気持ちいい履き心地よ。

冬、北海道に行くとおばあちゃんたちがストーブにあたりながらトウモロコシの実をもいでいたったの。それを上の火棚のところに上げておいて乾燥させて保存食にしてるのね。旅人などが来たりして何もないときに、実を水につけて戻したり、お湯で煮炊きしてそれにちょっと塩を入れてそのまま食べていただくとか、牛乳のある家は実を砕いて煮てスープを作ってあげたり。いろいろできるんですよ。乾燥さえうまくいけば、何十年ってとっておけるんだもの。私が行き来してたころは、どこの家でもやってましたよね。

「戦争で、兵隊たちを薬草で救った」と元軍医さん

戦後まもなくのことですけど、私が住んでいた一戸町で「市日」というのが立ったときに、大道で、薬草を広げて売ってた人がいて、私も興味があったものだから、そばに行って見ていたんです。ユキノシタとかいろんな薬草を広げて、その人は、群がる人びとに「こんな症状にこれが効くんだよ」とかって、教えていたんですね。

「どうしてこういうことしてるんですか」って聞いたら、「僕は軍医だったんだよ」って。戦争で軍医として中国大陸に行って、ずいぶん兵隊たちを薬草で救ったんだっていう話をしてくれて。みんなもう疲れ果てて、行軍中だってなんだって眠いから、耳さ水入らば入れで、泥水のところでも昏睡状態みたいなもんだから倒れたまんま寝てしまう。そうすると中耳炎になってしまって、ひどい場合は脳に上がって発狂する人もいたそうですから。それを治すのに、持って行ってたユキノシタを使ったんだっていう話でした。

それから腎臓をやられる人も少なくなかったって。強行軍で無理を重ねているから、おしっこが出なくなったりしてひどく苦しんで。その時に、ツユ草を煎じて飲ませたそうです。野戦病院でそうしていたんでしょうね。完全に治るってことはなかったけど、それ以上悪くならないようには効くことが実際にも確かめられて、大変貴重なものだったって話していました。

群がった人たちがみんな身を乗り出して真剣に聞いていましたね。その元軍医さんはドクダミからヨモギからツユ草から、なんでも持ってきていて、手当たりしだいって感じでしたよ。それがみんな、そんなにお金のいるものなんかじゃなくて、私たちの身辺にある雑草だということが私に深

い印象を残したんですよ。毎市日にその人が来ていたから、私も通ってだんだんに勉強したわけです。関心もあったし。

戦場では医薬品が渡らないところだっていっぱいあったでしょう。そういうところに生えていた野の草花が兵隊たちを癒したってことを聞いてね、イラクとかアフガニスタンとかで起こっているように戦争でみんなやられてやっぱり医薬品が不足したりしたときにも、こういう自然の力があれば、いくらか役に立つわけですよ。たとえば消毒くらいしかできなくても、たとえばドクダミをうんと煮立てて傷口を洗ってもいいわけでしょ。いざとなったときは、それだって立派に役割を果たすんだからさ。人間が何にも持たなくなったときのことを考えたらさ、この自然がものすごく力を与えてくれると思うの。

管理栽培の薬草が育ちにくくなっている

今、売っている薬草っていうのは、ほとんど管理栽培ですよ。山野から採ってきて畑に植えて、それで虫がつくから徹底的に農薬をかける。それに化学肥料でしょう。私も、どうしても薬草が手に入らないときは、薬剤師の友人が嫁いだ薬局に出かけていくんだけど、以前は一〇〇グラム五〇〇円だったものが、今は七〇グラム五〇〇円になっているんですよ。薬草園の筋からの話では、栽培を繰り返しているうちにだんだん育たなくなってきているということらしいですね。

もともと山野にいるものを、人間の便利さのために、無理やり人間の身近に引き寄せるというのは、相当のことをやらないとだめなんですよ。やっぱり、そういう売っているものに頼るというのでなく、ごくごく身近なものを生かして役立てるというのがいいと思うんですよ。

呼吸が苦しいときの温湿布に

根生姜

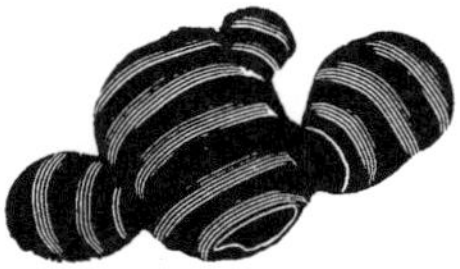

胃の痛みを鎮め、肺炎の症状も落着く

安いときに根生姜をたくさん買ってきておいてね、ごろっとしたコブのところを取ってきれいに洗ったら、ざるにでもあげて二〜三日干して、とっておくの。腹が痛かったり背中が苦しかったり、風邪をひいたかして胸のあたりがちょっと変だなとか、咳がひどくなったりしたときに、とっておいた生姜を、すりおろすか、薄切りにして、お湯で煮立てて塩を入れて湿布するの。呼吸器系だけでなくそれが簡潔にできるようにしておけば、盲腸で腹膜が破れるとか腸捻転とかいうただちに命にかかわるようなものでなければ、胃の痛みなんかは病院に行かなくてもけっこう鎮められるし。ちょっとくらいの肺炎でも、この生姜湯の温湿布で落着くんですよ。

生姜湿布のときには塩を

温湿布の時には、塩が欠かせないわね。片手に軽く乗るくらいの生姜を厚めにスライスして、昔風の金ダライに水を入れて生姜を煮立てるの。自然に飴色になって、量も半分近くになったら塩を適当に入れて湿布をするの。生姜何グラムとか、塩何グラムとか、スプーンで計ってなんて言ってたら、面倒くさくなって、やりたくなくなってしまうからね。続けられることが大事なんだから。多少いい加減でもいいんだよ。

この塩を使うというのは、薬草を使う民間療法には切っても切れないものですよね。ひとつにはやっぱり殺菌ということ。それだけじゃなく、塩を入れることによって、なにか薬草の成分を引き出すっていうのがあるかもしれない。昔から塩は使うってことになってるんだよね。

慌てて病院へ行かなくてもまず温湿布で

風邪をひくと私なんかとくに呼吸が苦しくなるんだけど、よく煮出した生姜湯にタオルを浸して火傷をしないように気をつけて絞ってね、胸に当てて、その上から乾いたタオルを当てて、冷めたらまた湯につけて絞って当てるの。ほんとは背中のほうもいっしょに、家族の人とか他の人にやってもらうともっといいんだけど。でも胸のほうだけだって相当効くんだよ。すぐ側に電熱器を置いておいてやれば、だれの世話に

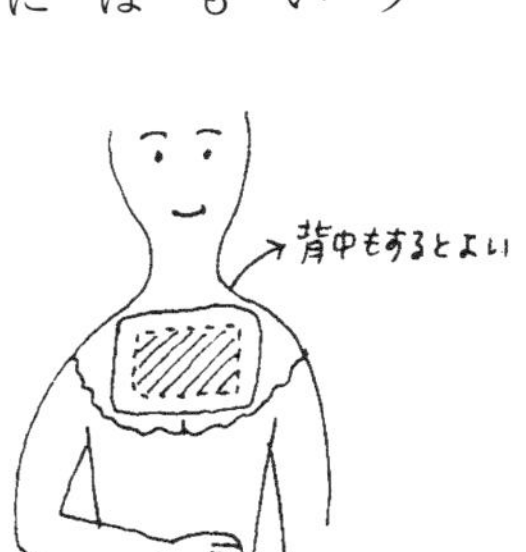

ならなくても自分で出来るんだもの。そうして何回かタオルを取り替えているとじきに呼吸が楽になるの。そしたら、いろんな風邪をひいてる人がたくさんいる病院に行かなくてもすむかもしれないでしょ。せっかく治そうと思って病院に行って、別な新しい菌をもらってきた人たちがいっぱいいるんだものね。

この頃ね、私、生姜の使い方をちょっと考えて、ニンニクと同じに、たとえば厚めにスライスしたら、痒いところなんかにこすりつけるの。そのあとさらに、これをお灸の時にこの上にモグサをのせて生姜灸として使うの。

コンニャク湿布をするときも、私は、ゆでるときにかならず生姜を薄切りにしたのと塩を入れるのね。生姜のエキスが染み込んだコンニャクを患部に当てるというふうにすると、いっそう効果があると思うからね。

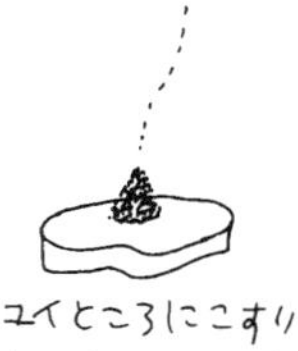
カユイところにこすりつけた
あとのショーがでお灸

【薬草の使い方メモ】

塩を使う——②
生姜の温湿布に

片手に軽く乗るくらいの大きさの生姜を厚めにスライスしておいて、金ダライか大きめの金属のボウルに水を六～七分目入れ、生姜を煮立てる。自然に飴色に煮詰まってきて、量も半分近くになったら塩を適当に（海水ほどは濃くない程度）加えて熱いうちにタオルをひたして絞り、湿布する。冷めたらまた火にかけて（生姜は入れたまま）と、四～五回は使える。

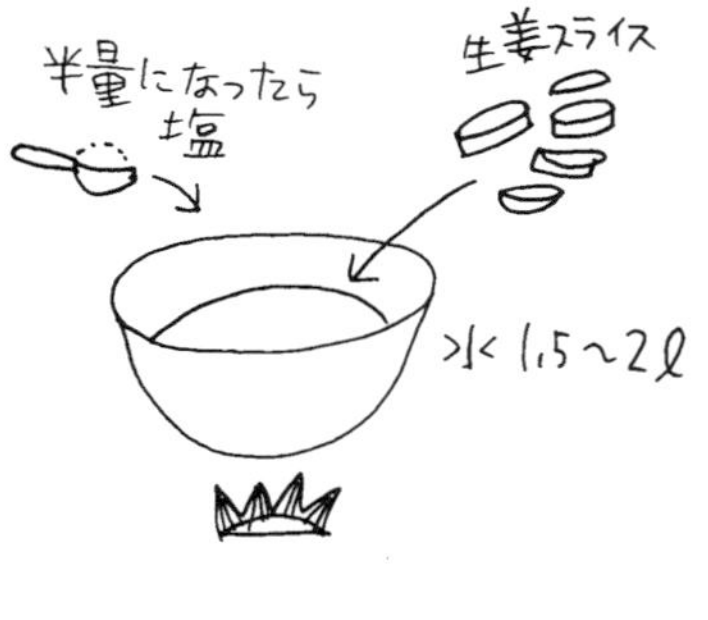
半量になったら
塩
生姜スライス
水1.5～2ℓ

身近な胃腸のクスリ
ハコベ

手軽に摘んで生葉を噛っているだけでも

胃が痛い時とか、胃腸が弱っている時とか、下痢気味だとか、軟便が続くとかにいちばんいいのはハコベ。簡単なの、とにかくハコベは胃腸のクスリって覚えておけば。ちょっと気をつけて道を歩いてればその辺にいくらでも生えてるから、花が咲いていても何でもかまわないから摘んできて洗って、まずそれを生のまま噛んでれば、それでけっこういいんだよ。これは一度にたくさんはとても食べられないから、おやつを食べるように空腹のときとか、ちょっとつまみ食いするみたいに食べればいいの。天ぷらにしてもいいしね。

パラパラッと塩をかけてすこしおいといて、しなっとしたのを噛っていてもいいし。

ハコベ（ハコベラ） ナデシコ科の越年草。日本各地の路傍などに生える。春浅い頃から芽を出し始め3〜6月、小さな白色の花をつける。江戸時代には炒って粉状にしたものを塩と混ぜ、ハコベ塩と呼んで歯磨き粉とした。春の七草にも数えられ、若葉を汁の実や和え物などに使ってきた。

半乾きくらいにしたのをひとつまみ、茶碗一杯くらいのお湯か水にいれてて少し置いて、ちょっともどってきたかなというところで飲むの。残ったハコベも噛んで飲んじゃう。あるいは干してとっておいたのを煎じてお茶にして飲んでもいいしね。ただハコベをお茶にするときは他のものを混ぜないでこれ一種類だけにするのね。

息切れ、心臓の弱っている人には生の絞り汁

あとハコベの絞り汁は歯槽膿漏とか歯の出血にも、まったくいいのね。ただ噛んでるだけでいいんだから。口臭には乾燥させたのをそのままガムみたいに噛んでいてもいいし、さっと水に戻して塩をまぶしてもんで歯ぐきと歯の間に当ててこすってもいいんですよ。それから歯が痛いときは生のままじっと噛みしめているだけで、かなり痛みが薄らぐの。

息切れがするとか心臓が弱っている人にも、ハコベはほんとに身近にあって助けてくれるからいいんですよね。この場合は生汁がいいの。すりつぶすときは、ミキサーは金属製の歯だから使わないで、小ぶりのすり鉢をひとつ持ってると重宝よ。それとすりつぶす手ごろな大きさの石をどこかで見つけておいて。

胃腸丈夫に強壮剤にも
タンポポ

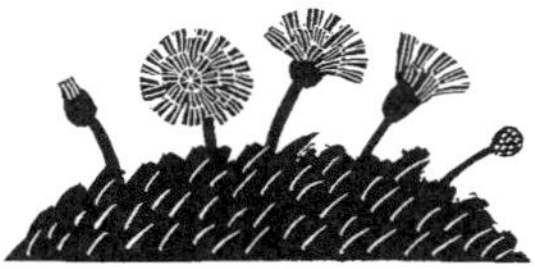

それからタンポポも、ものすごく胃腸を丈夫にするの。強壮剤でもあるのね。今はもうほとんど西洋タンポポだけど、それでもかまわないから、春先に出てきたら、葉っぱなんかはおひたしにして食べればいいし、花だって天ぷらとか炒めたりして食べたらおいしいよね。大事なのは苦味なの。苦味イコール胃腸薬って言ってもいいですね。タンポポとかハコベとか、キハダもそうだし、やっぱり胃腸にいいものは苦味を発してるよね。

山野のものは他にもギシギシとかイタドリなんかもあるけど、ただこっちはアクが多いから、食べにくいんだよ。だけどほどほどに食べていれば肝臓なんかの働きを調節してくれるから、ゆでて水によくさらしておひたしみたいにして食べてもいいし。私は乾燥させているのね。それを揉んでさ、ごはんに振りかけて食べたりしてるの。

タンポポ　キク科の多年草。東北南部から北九州の野原や道端、土手などに普通に見られる。セイヨウタンポポとアカミミタンポポといった帰化種を除いて約10種が分布。近年都市部では大部分がセイヨウタンポポにとって代わられている。春先に出る若葉、花は炒めたり湯がいたりして食用に。根も干してお茶にされる。

肝臓には根っこを煎じて飲むといい

タンポポの根っこも肝臓にいいんですよ。これは根っこをよく乾燥させたのを煎じて飲むといいの。それと浮腫——顔がはれぼったいとか重い感じのするときにもね。あと婦人病にも。母乳の出もよくしてくれるの。乾燥させてエンピツを削るように少しずつ削って煎じてお茶にして飲めばいいのね。濃さは自分の体調に合わせて加減するというのがいいと思うの。まず適当な濃さにして飲んでみて、それで効いてるなと思えば少しそれで続けてみるというようにして。

切り傷とか腫れ物には、花の下のところをポキンと折ると白い液が出るでしょ。そこをくしゃくしゃっともんでつけるといいの。

【薬草の使い方メモ】

タンポポの根をお茶に

根っこを洗ってからスライスし、陰干しにしてよく乾燥させたものを軽くひとつかみと、水一リットルを煮立て、沸騰したら中火より弱火にして煎じる。飲みやすい濃さになった時が飲みごろ。

自然食品店、ドラッグストアなどで販売しているのはほとんどが焙煎して仕上げてあり、コーヒーに似た香ばしさがあるが、薬効は多少落ちる。

神経性の胃痛は果肉を食べて

アロエ

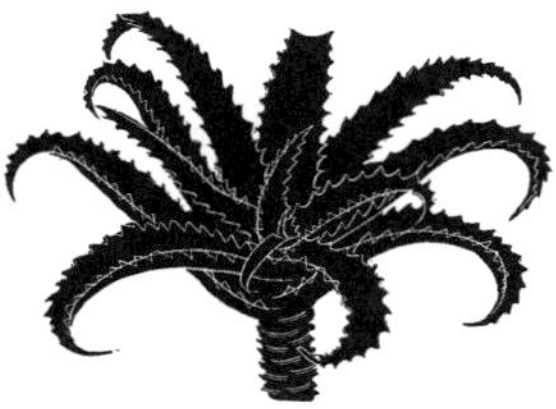

少しぐらいの胃潰瘍は一日一切れ食べているうちに

アロエの皮をはいで、お刺身みたいに薄く切って食べてると長寿に暮らせるとかって言っている人もいるらしいし、アロエのお茶とかいろんなものが出ているんだけども、まず、身近にあって手に入れやすい薬草のひとつとしては、いいですよね。神経性の胃の痛みなんかは、ナイフで七〜八センチくらい切り取ったのをさっと洗って、皮はわざわざむかなくてもかまわないから、いちおうトゲをとってね、それを一日一切れくらい食べてるうちに治るの。それくらい効くからね。食べ過ぎ、胃のもたれといった一般的な胃の不調にももちろん効くし。少しくらいの胃潰瘍だとこれで治るからね。あとゲンノショウコでも煎じて毎日飲んでいればいいんですよ。お酒の好きな

アロエ　ユリ科アロエ属の熱帯植物の総称。300種類以上あるとされるが、普通アロエと呼ばれているのはキダチアロエ。解毒作用あり。生の葉の果肉は切り傷、腫れ物、湿疹に直接当てて治療に使われる。また便秘にも用いられる。

人なら、三〜四日ほどアロエを酒に浸けて少し色がついたのは強壮剤だからいいかもね。

最後までアロエのいのちを生かすという気持ち

要するにアロエをひと鉢買って来て、ちょいちょいと切って使っていればね。一切れ食べたあと、もし皮を残したら水に入れておいて、そこに卵の殻でもなんでも入れていくと立派な肥料になるの。そしてその肥料を畑や鉢に撒いてあげるとグングン育つのね。アロエは分けつしたのを根っこごと植えれば簡単に育って増えるから、そうやって身の回りから絶やさないようにしておいたらいいですよね。

果肉を取ってみんな食べてしまって幹（茎）だけになってしまったら、それを引っこ抜いて洗って、根っこも一緒に輪切りにして干して保存しておいて、煎じてお茶にして飲んだり、酒に浸けておいてそれを飲んだりすれば、最後までアロエのいのちを生かせるでしょ。

こういうものをめんどうでなく、いとも簡単に使えるということが大事なんですよ。砕いて蒸してすって塗ってなんていったら、苦しくて切ないときなんてとてもやる気になれないもの。

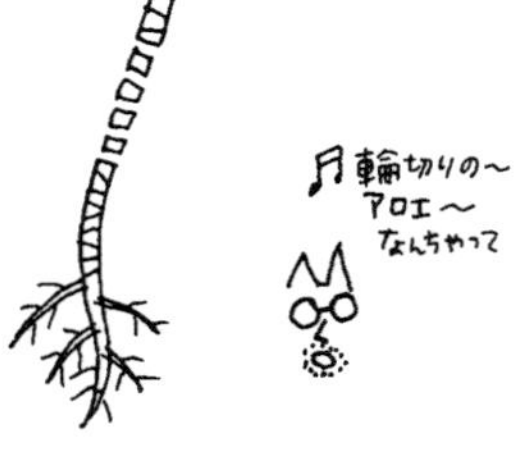

胃潰瘍の激痛を止めた
デンプン―カタクリ粉

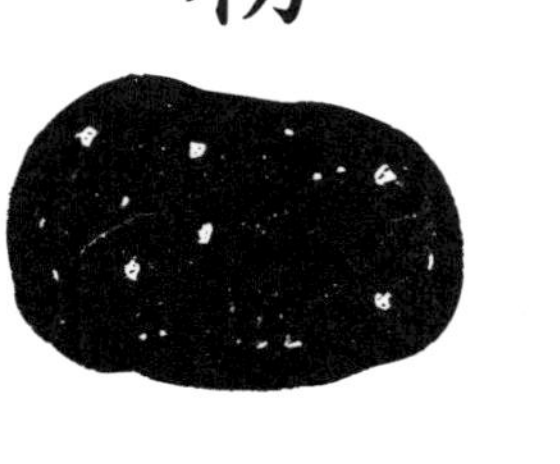

病院の薬飲み続け効かなくなった痛みにピタリ

私が若い頃の話だけれども、隣の家の娘さんが胃潰瘍で、たびたび苦しんで床の上を転げ回るんだったの。彼女のほうが私より一級上で仲よしだったから、「やあっ、ふみちゃん、す（助）けでっ」て、彼女のお母さんが叫ぶっけぁ、おれさぁ、走っていくのよ。もう、痙攣が起きて、苦しがって暴れて、押さえるのに大変なのよ。我慢強い人なんだけど、どれだけ苦しかったか。それでうちのばっちゃんが、これはうまくないなぁって言って、背中にお灸をときどきしてあげてて、それである程度抑えられてたの。

最後に三船先生って方のところに行ったのね。その先生は県立病院に勤務したあと、こっちで開業してたんだけど、彼女もそれまで病院の薬を何年と飲んできているから、もう慣れて効かないのよ。で、先生は彼女に、最後の手段として教えると。「もう病院の薬は飲むな。薬局に頼れ」と。とにかく先生は最後に「薬局で売っている薬――○○製薬の薬を二カ月くらい飲んだら、こんどは△△胃散を飲んでというように変えろ。痛みが激しい時は一カ月ごとに変えなさい」と。その話を聞いて、名医だと思ったわね。病院の薬でなければダメだ、という言い方じゃないんだものね。

「デンプンを水に溶かして飲みなさい」

「それでも治まらないときは、最後の手段として、デンプン――カタクリ粉を買ってきて常備しておいて、どうしても痛い時はそのデンプンをお皿に入れて水に溶かして飲め」って。量は小ぶりのお皿におさまるくらいでトロトロとのどに流れ込むくらいの濃さね。それで痛みが止まったの。胃潰瘍そのものも最終的に治まったのね。

　ずっとたってから、ブツブツと顔からなにから、体じゅう発疹が始まってかわいそうでね。なんだべって聞いたら、腎臓から出た毒だって。それも三船先生のところに通って通って治ったんですよ。

　隣の人たちは一家挙げて胃潰瘍だったの。これは食べ物に原因があるんだと言ってた。その家の人たちは、娘さんの話では納豆ばっかり食べてたというの。とろろ芋みたいに、するすると飲むようにして、よく噛まないでね。昭和二五～六年のあたりだ

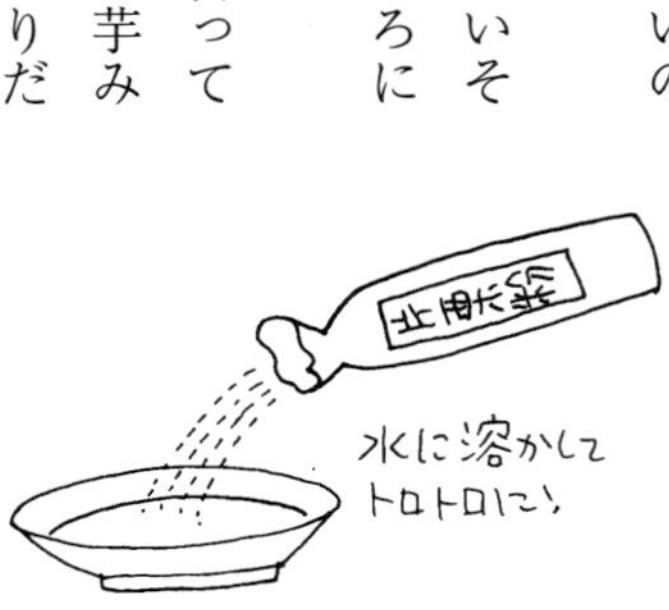

ったかな。もっとも戦争前から痛かったのかもしれないけど。今は、とても元気で暮してますよ。

だからこのカタクリ粉はどうしようもないとき、体が何もかにもいうこときかなくなったときね。どんな薬を飲んでも受けつけなくなったときの最後の手段が、これ。どうしても下痢が続くとか、腸壁が痛んだときなんかにね。ただこれも常時やったらだめなの。

体力落ちてるときにセンブリは強すぎる

センブリも胃腸の薬なんだけどあんまり強いから、もともと健康で胃腸も丈夫な人が、何かしてちょっともたれるとか、具合が悪いっていうときにはいいんだけど、体力落ちてる時なんかに使うとかえって胃を荒らすの。濃いのを飲み続けると胃潰瘍とか下痢になることがあるんですよ。

胃が痛いときは、そばに何にもなかったら、ジャガイモをすって飲んでもいいんですよ。飲みにくかったらお砂糖を少し入れて飲めばね。すぅっと流れていって胃のひだに全部入って、これは痛み止めになるのね。

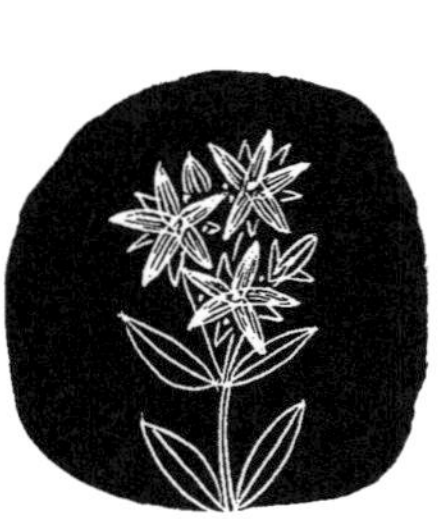

盃一杯のエキスで英気を養う
ニンニク

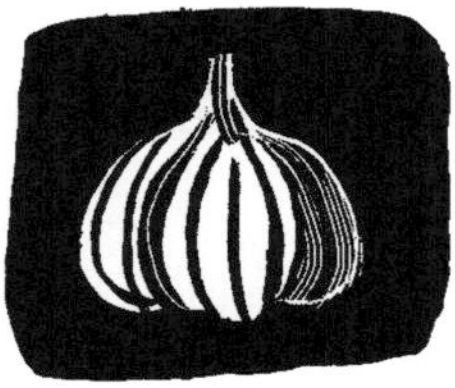

何度か植え直せば大地の力をつけたニンニクに

ニンニクを身近に置いといてね、これで傷口とかなにか痒いところをちょっとこするといいの。ニンニクを焼酎とか水に浸けておいても消毒液として使えるからね。

生でも、浸けておいたニンニクでも。浸けるときは丸ごとでなくても、適当に切って入れてもいいし。エキスの焼酎とか水で傷口とか痒いところを洗ったりね。歩いて虫にちくっと刺されたりなんかすることもあるでしょ。そういうときにもこのエキスで洗ったりすればね。それから足の裏にもすり込んだり、エキスを塗ったりすれば気持ちが疲れたりしたときには、癒されるっていうか、いいんだよ。

ニンニクを買ってきたらそのまますぐに使わずに、鉢とか、庭のどこかにちょこっ

ニンニク［大蒜］　ユリ科の多年草。西アジア原産。鱗茎を香辛料として利用する。食欲増進、感染予防、保温などの作用がある。

と突っ込んでおいて、一回植える。それから何回か土を取り替えて植えなおす。そのうち——ほんとは一年とか二年待てばいいんだけど、何カ月か農薬や化学肥料なんかの毒素を大地に申し訳ないけれども「ごめんなさい」って言って引き受けてもらって。

そうして自分の気のすむくらいになったニンニクを焼酎や水に浸けておいて、そのエキスを朝、気分が悪いときとか、頭がくらくらっとしたときなんかに、ちっちゃな盃っこに一杯飲むの。疲労やらなにかで朝、頭がすっきりしないときがあるでしょ。そういうときに大変いいから。英気を養うの。血行もよくするから、ときどき、ほんのわずかこうして飲めば、動脈硬化の予防にもなると思うよ。

都市の暮しの中でも育てられる草や野菜

ニンニクを買ってきてほったらかしにしておくと、そのうち芽が出てきますよね。それを育てるのに必ずしも土がなくても、落ち葉の中で育つんですよ。

以前に、ジャガイモの芽が出てしまったのを都会の人たちに七個か八個送ったときに、植えるところがないって文句を言ってよこすのもいて、まあ、そんなこと言わないでやってごらんって、そのあとニンニクを送ったんだけど、どうしたでしょうね。

私もニンニクの玉一つ、落ち葉の中で育ててみましたからね。実のところは、別に育ててみようと思ったわけじゃなくて、落ち葉を重ねて土を作ろうと思ってやったときに、その中にニンニクの種を知らずに置いたらしくて、春になってみると何もかにも丈夫なニンニクがガラッとあったというわけなんですけどね。

いらなくなったバケツに拾ってきた落ち葉を入れて、生ゴミ、落ち葉と重ねていくととっても良質な土壌ができるんですね。生ゴミの上に直接置くと腐ってしまうから。乾燥した落ち葉を重ねてそこに、ジャガイモでも、玉ネギでも置いて土をかけておけば、それでちゃんと育つんです。ライ麦なら庭先でパッパッと蒔いておくだけでできるし。

二時間かかって東京から埼玉あたりの畑に出かけていくのもいいけれど、身近にライ麦が一〇株あって、初め一合しか穫れなくても、東京あたりは暖かいから、何回も穫れてるうちに一升になったりするかもしれないし。そういう喜びを都市で暮す人たちに知ってほしいですね。

捨てないで生かす

ほかにも、お豆腐が入っていたパックを積み重ねておいて、その中に番茶を飲んだあとの茶殻を入れて水を浸したところに、ニンニクや、三つ葉の根、井戸草（ユキノシタ）なんかを入れておくとどんどん大きくなるし。お茶碗を洗って上澄みを流した残りカスや、だしをとったあとの煮干しを肥料として使ったり。私は、そういうふうに育てたのを台所の棚いっぱいに栽培しているんですよ。

大根の頭なんか、かなり厚めに切って水に浸けておくとどんどん葉っぱが伸びるから、それをおつゆの実に入れたりして。ネギも根の上何センチか残して、ほかにも人参の頭とか、アロエも同じように水に浸けておくと、どんどん育つし。

「ホオズキとトチの実とウマノブドウ」の焼酎漬けを作るときも、なにも大きな入れ物を用意しなくても小さなビンで幾つも作って、日付を入れておいて、それを他の人にも作り方とか使い方の説明とともに分けてあげたりすれば、いろんな人たちの中に育っていくんじゃないかと思うと楽しいですしね。

わざわざプランター買わなくても

ハコベなんかは最も簡単で親しみやすい草ですから、持ち帰り弁当なんかのプラスティックの入れ物が残ってしまったら、すぐに捨てたりしないで、そういうのに土をサッと入れて種をまぶしておけば、いっぱいハコベが生えるんですよ。それを見ているだけでも緑がきれいでいいし、ちょっ

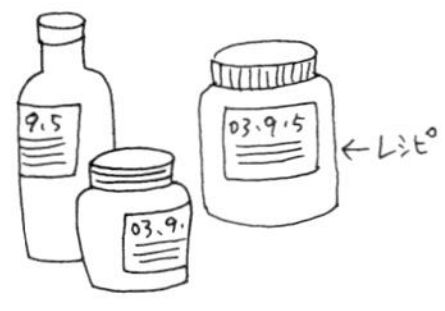

と胃もたれするときなんかに二〜三本採ってかじったり。種じゃなくっても、ハコべなんて道端のその辺にいくらでも自生してるから、一株くらい採ってきて植えればすぐに増えてくれます。

仕事をしていて、ちょっと疲れたなって思ったときに、手近なところにアロエの鉢があったら、ちょっとごめんねって言って切らせてもらったり、井戸草（ユキノシタ）なんかも、二〜三枚採ってきて塩で軽く揉んでガムみたいに噛んでれば、心臓の安定にもいい作用をするから、それからまた仕事をするとかって、すごくいいですよね。

これからは都市の人も、自分の周りとか部屋に自然の雰囲気をもっと積極的に作り出していったらどうでしょうか。部屋の中に植物があるのとないのとでは感性が違ってくると思うんですよ。彼らは、小さければ小さいなりに、大きければ大きいなりに空気を浄化する作用もしてくれるから。いわゆる観葉植物だけじゃなくて。

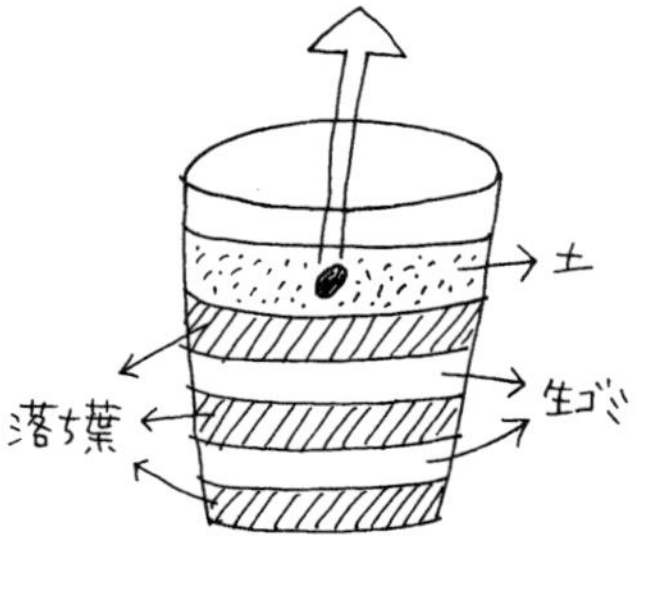

解熱には
生葉を当てて

菜っ葉

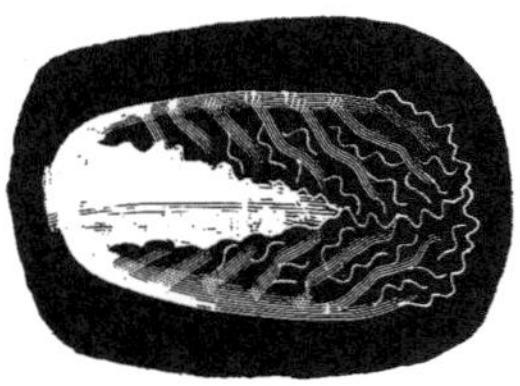

キャベツでも白菜でも、みるみる熱が下がる

山の農場から卵を売りに下りてきていたころのことだけど、土曜日で売れなくって、しょうがないから岩手医大のところに私が立って売ってたんですよ。寒い時季だったのね。それで風邪をひいちゃって、疲れもあったべし四十何度の熱を出して。そのときちょうど、盛岡で自然食品店をやってるイーハトーヴさんがキャベツの凍ったのを持ってきてくれたから、バリバリとそのキャベツの葉をはいで頭とおでこに当てたら、どんどん熱が下がったの。

うちは父方のほうが代々医者で、「子どもの家」を作ったクリスチャンの叔母がほんとうは女医になるんだったのね。そのころからおじいちゃんたちが、病人の治療に大根の葉を使っていたんですよ。これで頭の前と後ろを冷やして熱がとれるんだって言って。それが私であらためて実証されたというわけね。野菜ならなんでもいいの、キャベツでも白菜でも。

日ごろから、大根の葉っぱとか茎とか、白菜やキャベツなんかの外側の葉をはずして冷蔵庫で冷やしておけばいいんですよ。腐らないようにときどき見て。そして頭の具合が悪い時にはそれを乗せて寝てみて。すっごく爽やかになるから。自然の力ってすごいなと思うわよ。

豆腐
目ざましい熱さまし効果

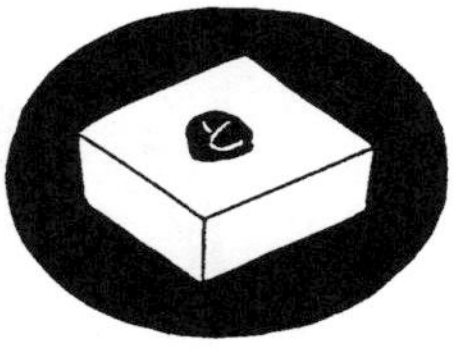

あるお嫁さんとおばあちゃんがいて、おばあちゃんがなんぼいい話をしても聞かないっていう近代的なお嫁さんだったのね。あるとき大学の試験を受けるっていう息子が、受験のその日に風邪をひいて高熱を出しちゃったわけ。お嫁さんが慌ててぐちゃ

ぐちゃしているとき、おばあちゃんは落着いて「お豆腐買ってらっしゃい」と。そしてまな板に豆腐を押しつけて水を切って、それをタオルにくるんで孫の額に当ててたら一時間もしないうちに平熱になっちゃった。そして試験を受けにいくことができたんですよ。それからお嫁さんはお婆ちゃんの言うことに耳を傾けるようになったって。

熱を下げすぎないよう早めに外す

ただ、豆腐を使うとどんどん熱が下がるから、四〇度ぐらいあったら三七度五分ぐらいになったらとらなきゃだめなの。そうしないともっと下がるから。〇・五度ぐらい下げたいときは二〜三分当ててとればいい。冷蔵庫があれば、豆腐は一丁買っておいて、たまたま食べ忘れてヌルヌルになってもすぐに捨てないでね、そういう時に使えばいいでしょ。熱さましに当てる分にはかまわないんだから。

熱とりの話じゃないけど、体力が衰えてるなあというとき、豆腐とコンニャクを続けて食べてるとかなりいいんですよ。ちょっと手まめな人なら、豆腐の上にワカメを乗せて蒸せば、両方のうまみが合わさってとてもおいしいの。豆腐とワカメから出たスープは一緒に飲んでもいいけれど、残ったら冷蔵庫に入れておいて、水が欲しいときに代わりに飲むといいですよね。

生ゴミも乾燥して小さくすればエネルギー源に

私はあらゆるものをストーブの周りで乾燥してるんですよ。たとえば果物の皮なんかは乾燥しやすいから、新聞紙に広げておけば、香りもいいしね。乾けば、焼くにしても焼きやすいし、カサも減るから土に戻しやすく、肥料にもなりますから。

拡大して考えれば、たとえば盛岡で生ゴミを乾燥させてコンパクトなかたちにして積んでおいて、どこにだって用地があるんだから倉庫を建てて保管しておく。そして、山歩きする人たちなどがエネルギー源としてそれを活用すると。そういう方向に発展していけば、なにも海を埋め立てたり、山の沢をゴミだらけにしなくてもいいわけでしょ。国や自治体がやらなかったら、個人で、乾燥したものをビニールの袋に入れて、なるべくコンパクトにして溜めてとっておく。いざとなったときにはそれを燃やして暖をとるとか。それくらいに考えておいていいと思うんですよ。

私はビニールを全部捨てずにとっておいてるんだけど、そんなに買わなくてもものすごいたまり方ですよね。ある会社の重役さんがビニールをもとの石油に戻す装置を研究していたんですよ。ところがコストが高くて実用化しないって…。そうじゃなくて石油が売れたほうがいいからでしょう。それくらいの装置はできるはずでしょうがって。経済的な効率ばかりねらって、そればかりが先走りしているから、環境を限りなく汚染しているわけで。企業を守る日本の国の体質とか、そういうものはひとつも揺るがない。彼らは危ないところに近寄らないで、外側をごめんなさ～いと通っていければいいんでしょうね。

だけども、そういうのとは別の方向を目指す人たちが半分ぐらいいればよほど住みよいっていうか、人間が柔らかいっていうか。もう少し自由に、自分の生活をエンジョイして、それなりにあまりお金に関らなくて生きていけるんじゃないかって思うんだけども。

落ち葉を肥料にリサイクルする仕事をゴミ屋扱いされ

たとえば、ただ山や川や海を歩いたりして、渚に打ち上げられた海草や貝殻、砂浜の砂とかを持ち帰って誰かに分けてあげるというだけでも、すごく楽しいですよね。海草などは乾燥してからもんで肥料にできるし。何も捨てるところはないんです。あとは、ニンニクの栽培に使ったパックのように、同じようなパックは積み重ねて器にしちゃう。いつかは捨てるだろうけど、新しく鉢を買ったりしないで、そこにちょっとした薬草とか野菜なんかを増やして。きれいな包み紙があったら捨てないで容器を包んだり、そこにリボンを結んだり、それは自分のセンスでやってね。

自治体からの委託で落ち葉を集める仕事をしている友人がいて、集めた落ち葉をリサイクルして肥料にする会社を作っているんですよ。自分の家は、目の前を川が流れるように作っていて、家の両脇にはあらゆる木を植えているんだそうです。自分に必要な自然を、自分の周りに無理なく作っていくという、循環を考えている素敵なその彼が最近、自分のやっていることを疑問に思うようになってきたって言いだして。単なるゴミの引受け屋みたいな扱いをされていて、それが心外だと。やっぱり国の考え方がおかしいと思わざるをえないですね。

ペットボトルの天然水より水道の水きれいにする運動を

盛岡に住むようになって十数年になりますけど、引っ越してきたとき、水が悪くて飲めなくって、農場のある山から生の水を運んできてもらって飲んでいたんですね。だけど一緒にやってきた人のやり方が拡大の一途をたどってたから、会うたびにやり合うようになって。私は、有機農業の組合だって小さなものを幾つも作って、ある目的に向かったときに結集すればいいんだと思っているから。組合をみんなつぶして、統合して大きなものを作って都市の商人に対抗できるかといったら対抗できないんだから、そういうことをやめたほうがいいんだと私が言うもんで、いやなんでしょうね。目指すところが一つであっても、だんだんに距離が出てきて。現在のところは…。

そういうことで別の飲料水を何カ所か現地に行って見てきて、鍾乳洞からぐわーっと回って湧いてくる水があったから、それのボトル入りのを時々買って使っていたんですね。最近ペットボトルの水の中に何か浮いていたと大騒ぎになったけど、そんなに騒ぐんだったら、もっと水道の水をきれいにして私たちに供給してと、都市の運動をやったほうがずっといいかべっちゃ、って、マスコミが先頭に立ったそういう騒ぎ方がなんだか腹立たしいというか。

従来は安心して飲んでいたものもみな汚染されて、ここが大丈夫ですというところはないんだから…。厳密にいうと、空気も水も土壌も、雨すら汚染されている。そういう環境のところにいて、きれいな水が飲みたいとかいう。一人一人が努力もしないでね。

結膜炎の充血が治った
オオバコ

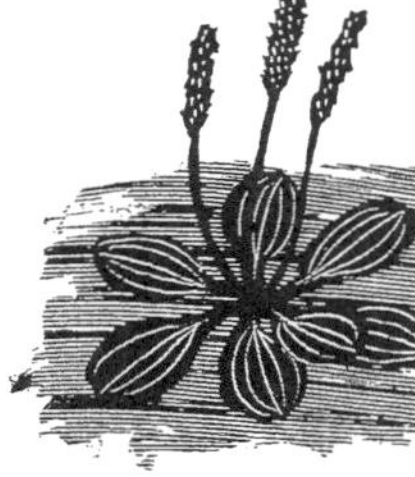

煎じた液で目を洗うといい

「まるごっぱ」って私たちの方では言うんだけど、オオバコのことね、あれは目薬なんですよ。根ごと掘って、きれいに洗って、陰干しにしておいて煎じるの。そこに塩をちょっと入れてね、結膜炎みたいに目がゴロゴロするようなときにそれで目を洗ってると、きれいに治るんですよ。疲れ目なんかもちろん楽になるし。

私が子どもだった、いまから七〇年も前の話だけども、薪を焚いていた時代だから、囲炉裏の薪がいぶって煙だらけになるでしょ。それでトラホームがいっぱいあるんだと、大学の先生たちが研究しに来て言ってたりしたった。

学校でも校医さんが目玉をひっくり返してさんざんいじくりまわして、この先、目

オオバコ　オオバコ科の多年草。もっとも身近な野草のひとつで、各地に「カエルバ」「ガエロッパ」「スモウトリグサ」などさまざまな呼び名がある。若葉はゆでて食用に。古くから洋の東西を問わず、薬草として咳止め、急性腎炎、膀胱炎ほかの治療に用いられている。

が見えなくなるぞと脅かしたりね。農村ではどこの家にも一本しかタオルがなかったんだから。それをみんなして、ボロボロになるまで大事に使っていたんだもの。ひとりが目を患えば、みんなに伝染（うつ）るにきまってるんだけどもねえ――。昔は製薬会社のロート目薬で私たちが住んでいた農村地域からオオバコを買っていたんですよ。農民の人たちには、小遣い銭取るのにいい仕事になっていたとこいっぱいあるみたい。

実のネバネバはお茶に煎じて咳止めに

実（種）のほうはネバネバしていて、実も葉も根っこもいっしょに陰干しして煎じると、こちらはものすごくいい咳止めになるんですよ。咳止めにするときには少し濃くしたほうがいいようね。これはちょっと飲みづらいかもしれないから塩をちょこっと入れて。

オオバコって、自動車がいっぱい走るようなところに生えていて、人に踏んづけられてね、まるで踏んづけられるのが好きみたいにね。ギュッと押さえつけられて根がギュッと張っていく。たくましいよねえ。そういう力を自分が利用しているのかもしれないですよね。

温湿布でおさえた白内障の進行

番茶＋里芋

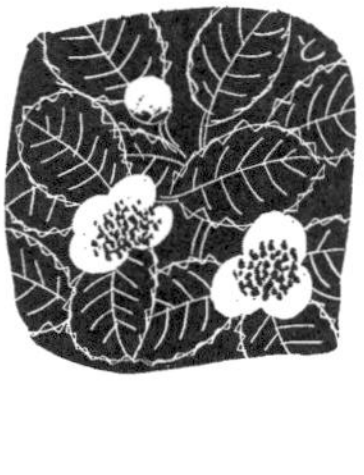

ばっちゃんは番茶で毎朝目を洗っていた

私はもう四回も白内障になってるけど、全部番茶のあんぽ（罨法＝湿布）をして自分で治してるの。番茶はまず普通に一杯目は飲んで、そのあとの葉を煎じるのね。それをそうとう熱い温度にしておいて、塩をひとつまみ入れて、脱脂綿とかガーゼであんぽするわけ。そして里芋を生のますりおろしてドロドロしたのを、ガーゼではさんでこめかみにベッタリ貼って寝ると、この里芋がものすごく熱をとるからね。それですっと治るの。農薬とか使っていない、なるたけいい番茶を探してね。

このあいだ、ちょっと油断してたっけぁ、ものすごく白内障が進んでさ、涙が出てしょうがなかったの。でまた思い出したようにね、また番茶を煮立てて目を洗ってたらずいぶんよくなった。目に雲がかかってくるでしょ。それがだんだん取れてくるような感じよ。あとはあんぽしてね。目が生き生きしてくるようだわね。もし目薬をつけるんだったら、そのあと、ほんのちょっぴり目の真ん中に流れないように注せばね、いいと思うよ。そうやると同じように目が悪くなると言っても、そんなに悪くはならないと思いますよ。

私の子どものころから、うちではばっちゃんがお茶飲み茶碗にいっぱい番茶を入れて置いといてね。適当な温度に冷めたら、他に脱脂綿も何も入れたりしないで、番茶の中で目を要領よくパチパチさせて洗っていたっけ、毎朝のように。そういえば熱い番茶の入ったお茶碗を、目を閉じたところやほっぺに当てたりとか、自然のあんぽ療法をやっていたったね。

それから番茶を水から出して飲むというのも、これは血糖値を下げるんですよ。水を入れたら五分か一〇分置いてから注いで飲めば。知らないうちに血糖値が上がったりしてることもあるでしょ。だから時々、ご飯食べる前に水出しの番茶を茶碗二杯分くらいつくっておいて、食後に飲むようにしてもいいよね。それも番茶の大変有効な用い方なんですよ。

病院で化膿したままの眼が民間治療で回復

私がマッサージをしてもらっている先生は戦後、十七歳で開拓に入って農業をやった人なんですね。今のような立派な農機具なんてないから、戦車を改良した耕耘機を使っていたんだけど、それが故障して、修理してるときに針金が飛んできて廃油の塊と一緒に目に突き刺さったの。医大に入院して手術をしたけどもお金のない貧乏人たちはみんなろくな治療もしてもらえない時代で、手術のあと、医者たちが一週間もどこかへ遊びにいったままほったらかしにされて、ぐちゃぐちゃに化膿して失明してしまったんですね。しかもいつまで入院していても化膿したのが治らないし、お金も続かないしで、結局治り切らないまま退院してきたら、ある人が、あそこのばぁさまが目ぇ治してくれるそうだから、諦めねで見てもらったらどうだって言ってくれて、行ったそうです。

それでそのばぁさまがどんなことをしたかというと、七輪に火を起こしてお湯を煮立てておいて、スゴロー川原に生えている葦ね、それを一五センチくらいに切りそろえたのを用意して、熱湯で消毒して、それを上手に回しながら目の縁をひっくり返して眼球を傷つけないようにして血膿をみんなきれいに取ってしまう。そのあと脱脂綿をホウ酸水に浸したのできれいに洗ってね。うちのばっちゃんも同じようにやってあげていたから、よくわかるんですよ、その話。

そして清水でよく洗ったら、またホウ酸水でよっく洗って、それで血液がすっかり治まるまで洗ってあんぽ（罨法）して、あとは目薬をさして、オオバコを煎じた汁なんかで洗ったりして、眼帯のようにふたをして、あと、ヤイト（灸）をしてね。そうすると本当に治るんです。荒川先生もそのおばあさんの治療ですっかり良くなって、少ぉうしだけど見えるようになりましたからね。

スゴロ（葦）で真っ黒な悪血を取る

それはやっぱし技術なんです、施す人たちの心と技術ね。先生も話していたけど、初めからそのおばあちゃんに見てもらってたら、あるいは失明しないですんだかもしれねなって。うちのばっちゃんも、らい病やトラホームを患ってた人たちにそうやって、スゴロできれいに膿を取ってやっていましたから。助手の私は七輪のそばにちゃんと座ってね、沸かした湯で消毒したスゴロを割箸でとって、ばっちゃんに渡すんです。一回使うごとにそれをみんな捨てて、新しいスゴロに取り替えて、真っ黒い悪血が全部取れるまでやるわけです。全部取れると、鮮血になりますからね。トラホームは一週間そうやって治療に来てくれたら、ほとんどの人を完全に治せた。そうしていっぱい治してあげてましたね。今どきは、そんなお化けみたいな話って、一笑にふすかもしれないけど。先生も最近また当時のことを思い返すみたいに「昔の技術者ってばかになんねえんだよね」って。

[薬草の使い方メモ]

塩を使う—③

薬草エキスで目を洗う

[オオバコ] 乾燥したオオバコを袋に入れて水から煮立て、二〇分ほど煎じたら（水との割合などは他の薬草と同じ）、（薬草の袋を入れたままでも引き上げてもどちらでも）熱いうちに、塩を少し（目にしみない程度）入れて、手を入れられるくらいの熱さになったらガーゼか脱脂綿をひたして洗う。

[番茶] 農薬などを出来るだけ使わないものを求めてお茶にして一～二杯飲んだあとの葉を煎じ、あとはオオバコと同様にして目を洗ったり、湿布する。

体の奥の熱や毒をとる
ソバ・小麦粉、里芋のパスタ

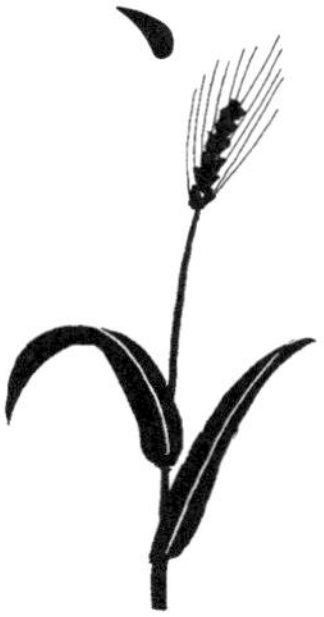

男性の睾丸の腫れに小麦粉と酢のパスタを

肋膜だとか肺とかに炎症を起こしたときには小麦粉を酢でのばして、ガーゼにはさんで患部に湿布をするといいの。ラッセル音が止まるから、安静にしている状態になるわけですよね。酢と小麦粉というのは非常に合うの。これがすごくいいんですよ。小麦も大地からとったものであって人間のからだにいい。こういうもので治れるんだったら、それにこしたことはないでしょ。

男の人の睾丸が腫れたときにも、この小麦粉を酢で溶いた湿布を痛むところに貼ればいいの。

私のマーサッジの先生のお兄さんが最近亡くなったんだけど、そのお兄さんが前立腺肥大になる前に、睾丸がすごく腫れて苦しんだのね。土曜日で病院にもすぐ入院できなくて、それで小麦粉と酢のパスタをしたんですよ。月曜日に入院できるころにはすっかり腫れが引いていたんだって。前立腺肥大の前兆だったのね。タバコを吸っている人は前立腺にたまって、膀胱だのが悪くなるんですよ。

相次ぐ交通事故の後遺症に効いたソバ粉のパスタ

難しい薬草のことをたくさん知っている人たちがいるけど、私は自分が体験して実際に飲んだり使ったりしたもの以外はあんまり人には勧めないんですよ。

それで最近の経験では、ソバ粉のパスタで大変助かったのね。ひどく腹が張ってきて、腎臓が悪いのか、どこが悪かったのかわからないけど、一年の間に二度も交通事故にあって色々ぶつけたりしてるから。医者へ行くと検査なんていって大変だと思って、その時に自分で考えてソバ粉のパスタを作ったの。昔知っていたとおりに、ソバ粉を水で溶いて厚さ一センチくらいにのばして腹に貼って寝たのね。そしたらカラカラに乾いて熱が全部取れたらしくって、次の日、とても楽になったった。二日くらいやったかな。

事故のあとしばらくして、腿のあたりから足の先のほうまでもう真っ黒く内出血していて、内臓もどこを打っているやらわからないし、肩は肉離れしているという状態で。だからそこにもソバ粉のパスタをしていたの。そのほかにもホオズキとトチの実とウマノブドウも合わせて焼酎に浸けた液（一七四ページ）をせっせと塗って、根生姜の湿布もしてと、さまざまにやっていたんですよ。

そうやってだいぶよくなってきたところに、風邪をひいたのが引き金になっていろんな悪いものがまた奥の方から一気に出てきた感じで、ほとんど死にそうになったの。あんまり咳して、最後のあたりはもう腹の横の筋肉が硬くなって、ぎゅうっとそこを押えつけないと咳もできないくらいだった。猛烈な咳と咳が出てひどかったのね。

三種混合パスタでひどかった内出血がきれいに

で、お灸する気になっておなかのほうを見たっけ、そしたら、おへそからずっと下のほうまで真っ黒に内出血してたもんだから、うわ、もう大変だって思って。お灸どころじゃないの。それで、ソバ粉と生の里芋をすりおろしたのと小麦粉と根生姜のすったのと練り合わせて、それで湿布して。三回くらい湿布してたら、きれぇーいにその内出血の跡が取れたの。あと背中にお灸もしてね。

だけど跡が取れただけで、中の筋肉がまだ痛くてねえ。それでこんどはウマノブドウだけを焼酎浸けにした液を塗ってね。そして湿布と。ずっとあとで落着いてから、ビワの葉のエキスとかコンニャクの温湿布（三五ページ）とかあらゆる方法をやって。背中は自前の湿布だけで間に合わなくて、買った湿布も貼ってみたの。これがいいと思うものはみんなやったって感じ。でも湿布をやり過ぎると皮膚がやられるからね、かぶれないように肌をよく拭いてやったほうがいいですよ。

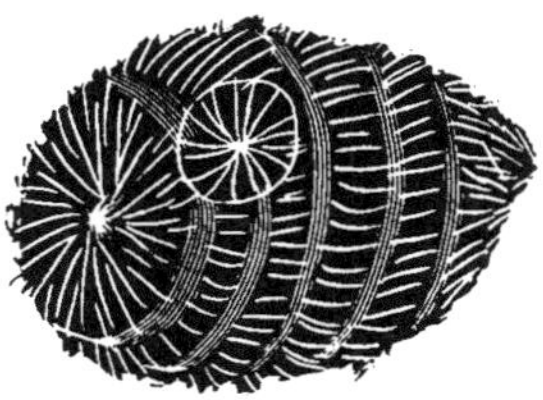

ソバが熱を取って、里芋が毒を吸い取る

里芋のパスタは毒をとても吸い取るから、腹が張ったり、くるぶしに水がたまったりしたときにはこれがいいのね。生の里芋をすりおろして、そのままだと汁が流れるから小麦粉を混ぜて、あとソバの粉を足してもいいし。さらし布にこのパスタを一センチくらいの厚さに塗って、悪いところに貼るととてもよく効くから。

私もこのくるぶしのところがぶよぶよしてるんだけど、水がたまってるのね。だからこの里芋のパスタもだいぶやったし、今はここの上にお灸をしてるの。それからおへそ。おへそから指一本上のところにお灸をするの。そうすると体内にたまっている不必要な水が出ちゃうんだと。

腹水がたまったときは、これは本格的な病気だからね、このときはソバ粉のパスタがいちばん効くんだけど、それと里芋のすりおろしたのを混ぜるともっと効くの。それに酢をちょっとたらすとさらにいいよね。これで腹が張るのが取れたりするし、痛みも取れるの。熱があると塗ったのが乾いてがさがさして痛いから、肌に当たるほうにガーゼを一枚乗せて貼るようにして。ソバが熱を取って、里芋が体の中の毒を吸い取るのね。これは何回も自分で実践してるからね。

岩手の県北あたりでは昔は里芋は作らなかったから、里芋を使った民間療法というのは多分なかったと思うの。流通が発達していつでも手に入るようになってきて、私もだ

んだんに里芋について知るようになったのね。里芋でかゆくなる人は、里芋の粉が自然食品店に売ってるからそれでもいいの。効きめは生のものがずっといいと思うけど。あと、ジャガイモをすりおろしたのでもいいんですよ。ソバの粉にジャガイモを混ぜて。でも効果は断然里芋のほうね。

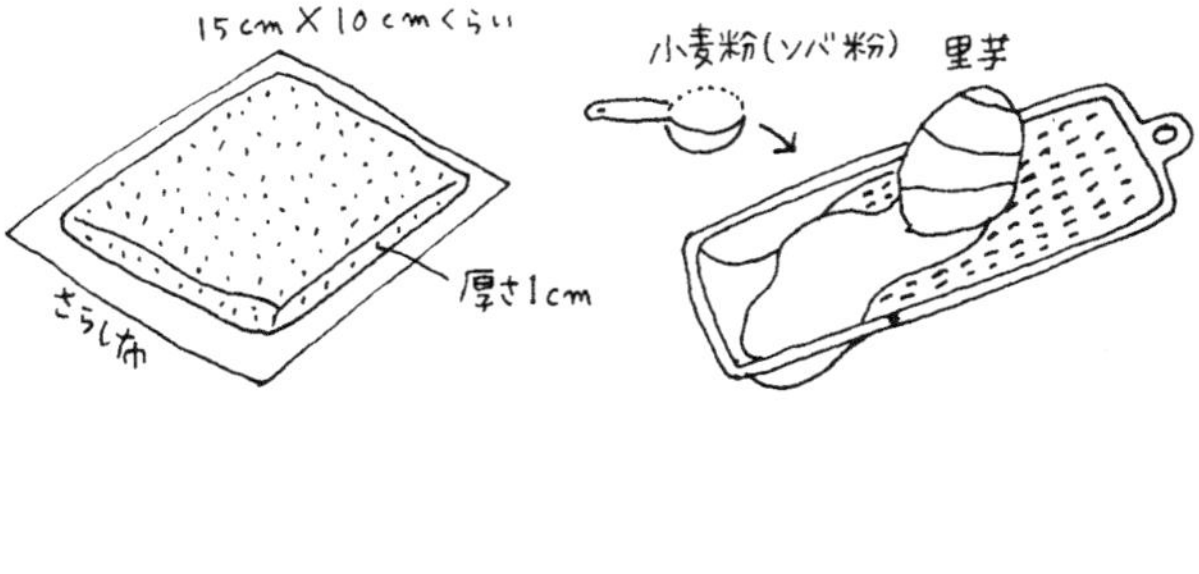

いいと言われる食べ物でも「一辺倒」はあぶない

市民生協で野菜を売っていたときのことですけど、若い女の方が、「ちょっと相談に来たの」って言ってきて。何かなって思いながら聞いてたら、私は菜食主義というのを信じてて、それだけをやっていたらだんだん免疫がなくなって、ほんとにふわふわして赤ん坊のようになったって言うんですね。

やっぱり、いいからっていってそれ一辺倒のことっていうのは、たまたまそういうことを生み出すわけです。ふだんは農薬がかかっているのでも何でもたくましく食べて、それでもなお有機農業のものを食べるということに重点を置きながら食べていかないと、みもふたもない免疫のないからだになっちゃうと。そうなってからでは遅いんだとよく言って聞かせてあげたけど、そういう人が三人ぐらい来ましたね。思い詰めてしまって、それしか食べられなくなっちゃってる。そしてまたそれを教育する店があるという――。うちのものじゃなきゃ食べちゃだめとか、玄米じゃなきゃだめだとか言われたら、玄米が切れたときに、ふつうのお米を食べていいか悩んでしまう。それだけ自分を痛めつけることになるわけですよね。

経済効率をねらった世界からいかに逃れるか

経済の効率をねらっていくとそこまで破壊されてしまうんです。それをどこでよけるかが大事になってくる。あまりに説明の多すぎる世界で、これこれでいいから食べなさいとか理屈でものを食べさせる時代になってしまっていて、食べるほうはもの食べてるような気がしないんじゃないでしょうか。私たちの小さいときは、もっと素朴に今日のイワシはおいしいねとか、そう言いながら食べましたからね。

たとえば味つけだって化学調味料をいっぱい使って舌に直接迫るみたいな濃いものが多くなって。そこが大変なところなんですね。薬草のようなやんわりした味で、じっくり体に染みとおっていくのがなくなっているわけだから。経済効率をねらった食べものの世界では、いかに人間の舌を―味覚を研究しているか。人間が研究の対象にされてしまったから。いかにそこから逃れるかって重要ですよ。

誰かに頼るのではなく、自分でやることが大切

だから今までの生活の中で薬草を洗ったり、煮立てたりして、自分で飲むような方向にしていってほしいですね。採取したり、乾燥したり、煎じたりというふうに用事が増えるけれど、そのことによって自分が守られていく。自分が生まれた世界に帰っていく。そしてこれからひどくなく生きられていくっていうかな。そのひとつの方法を、お金を出して買うとか、誰かにやってもらうとかいうのじゃなく、自分でやってほしいと思います。

私が薬草を長いことやってきた経験では、みんな人にやってもらう気になるんです。自分でやってみてと言うと、投げ出してしまう。薬草の理解の仕方っていうのは、それを飲めばよくなるっていうことじゃないんですよ。悪くならないための方法で、少しずつでもよくなっていけば、ありがたいことであって…。

そうすると、ふだんはぐしゃぐしゃ踏みつけて歩いている草花に対しても、ああ、アカザは血液

をきれいにする、ここにアカザがあるんだって。それをいただいてきて、洗って、きれいに陰干ししてとかいう、心遣いが生まれてきますよね。自分のことをいい状態に保っていく努力っていうのは、日常の生活の中にやらなきゃならないことが増えますよ。けれどもそれによっていい方向にいけばそれでいい。

手作りのものって心に安心感を与える

生活というのは何かというと、自分で必要なものは自分で作る。なるべく外からは購入しない。最低限自分が楽しめる生活というのは、自分でつくり出していくものなんであって、それを何もかも外部で得たものでできると思うのはおかしいですよね。

私の友人が同級生だった人の家に遊びに行ったら、美しく飾った応接間に通されたんだけど、待ってる間に何だか疲れる気がして、どうしてなんだろと思ったら、全部買ってきたレースで、イスもテーブルも何もかも包んじゃって生活していたことに気づいて。ああ、手で編んだレースひとつもない、これが私を疲れさせたんだと思ったたって言ってましたけど。手作りのものって人間の心にどんなにか安心感を与えるかということを、もっと深く考えてみていいんじゃないでしょうか。

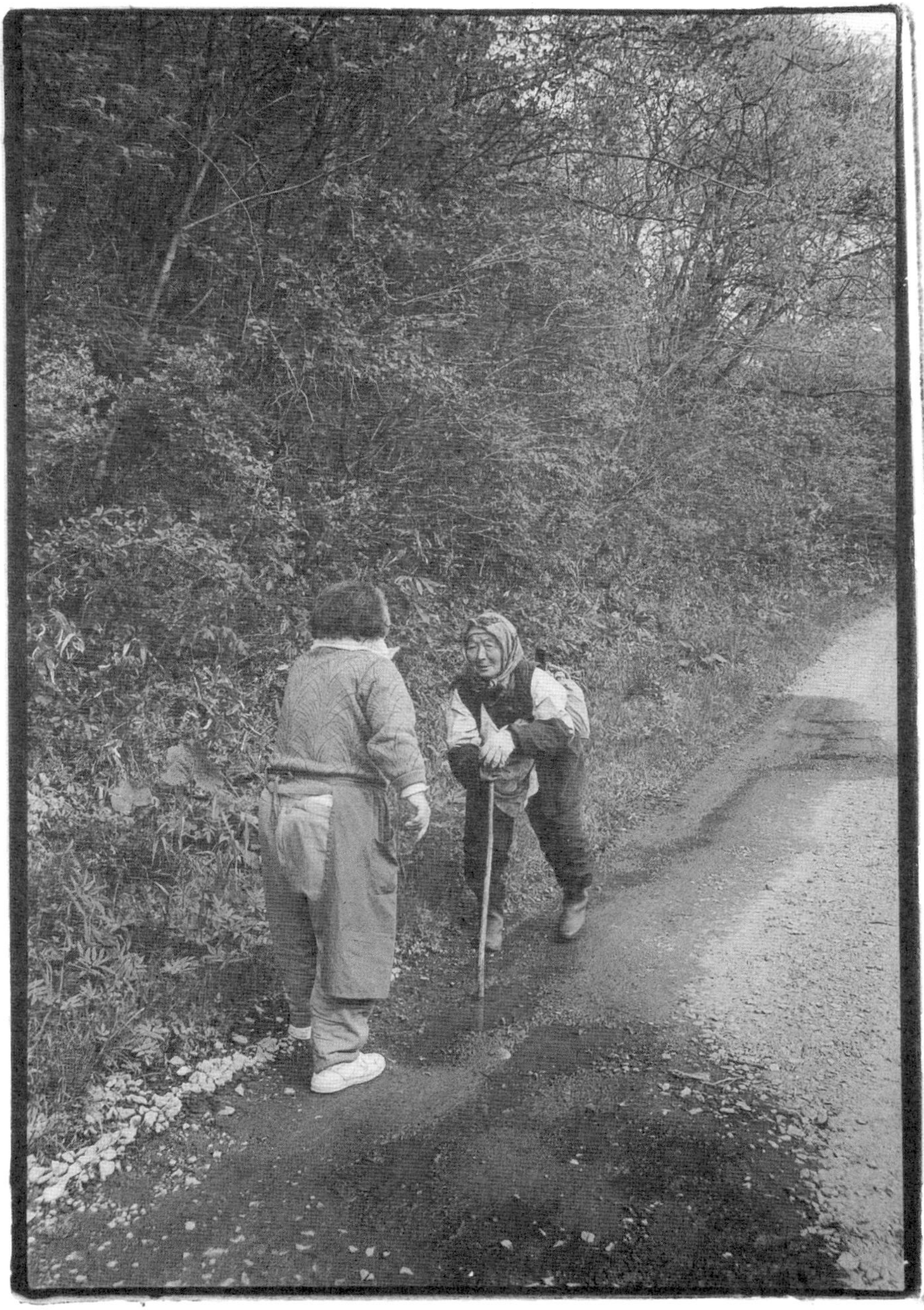

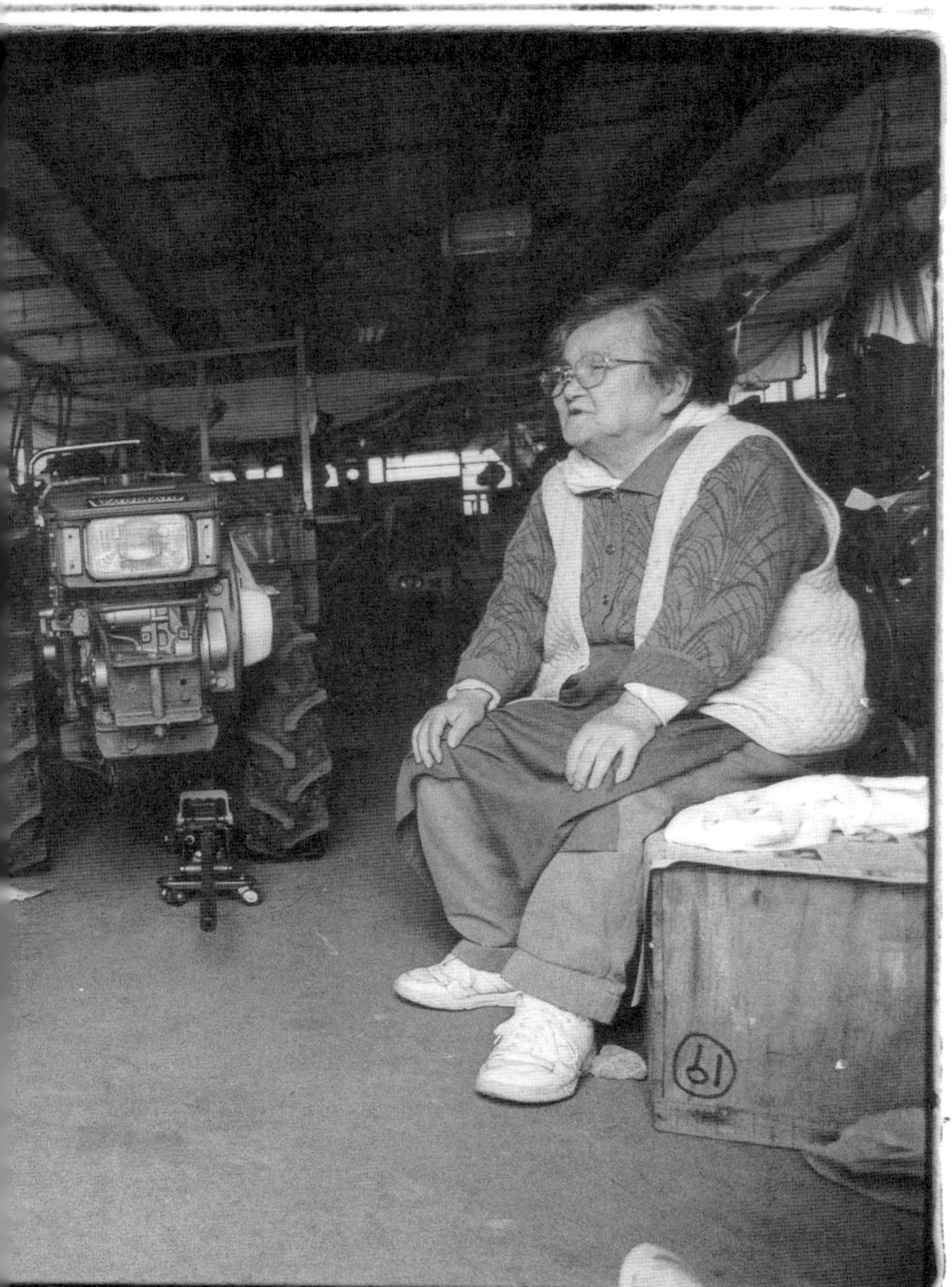

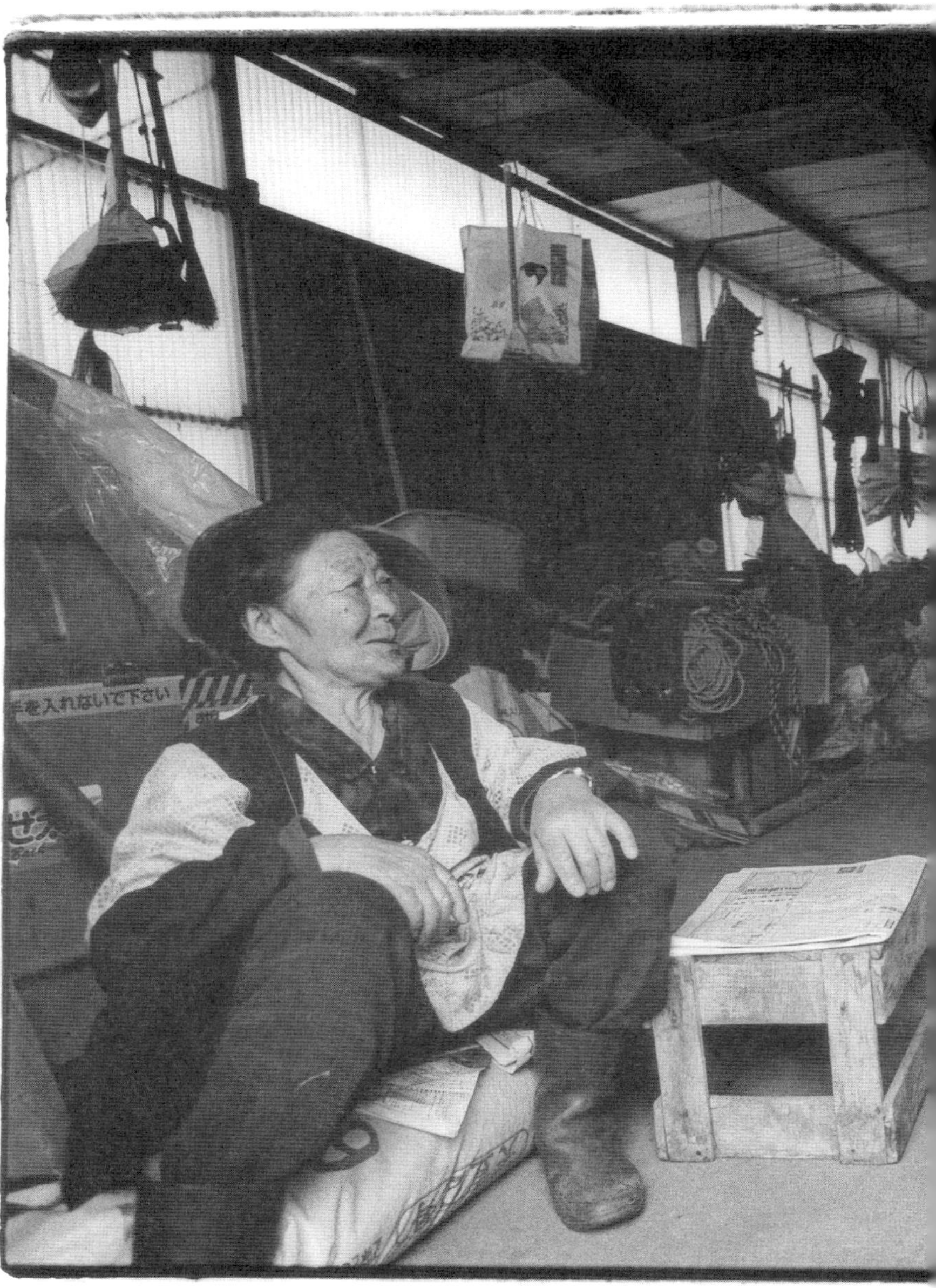
手を入れないで下さい

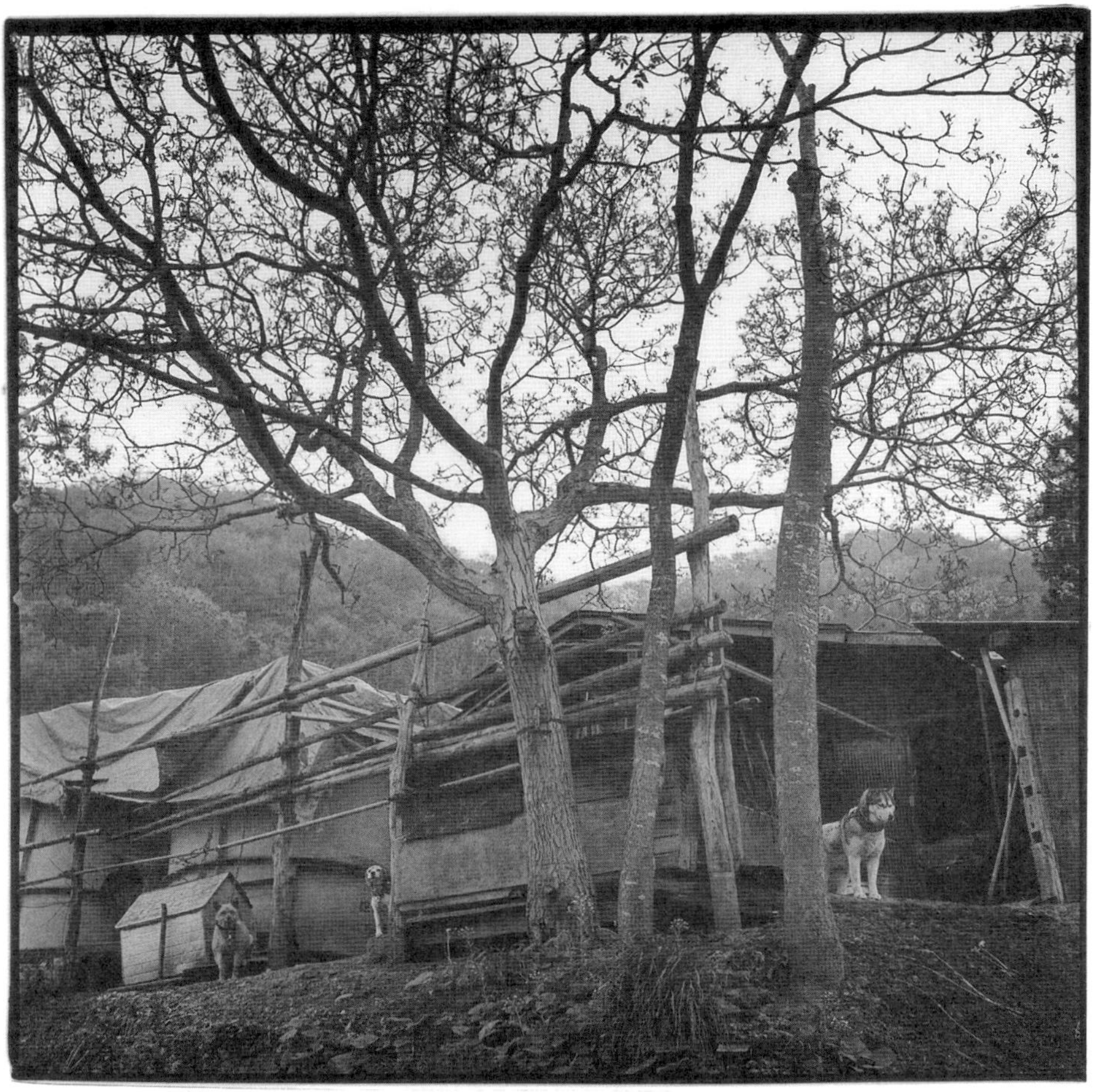

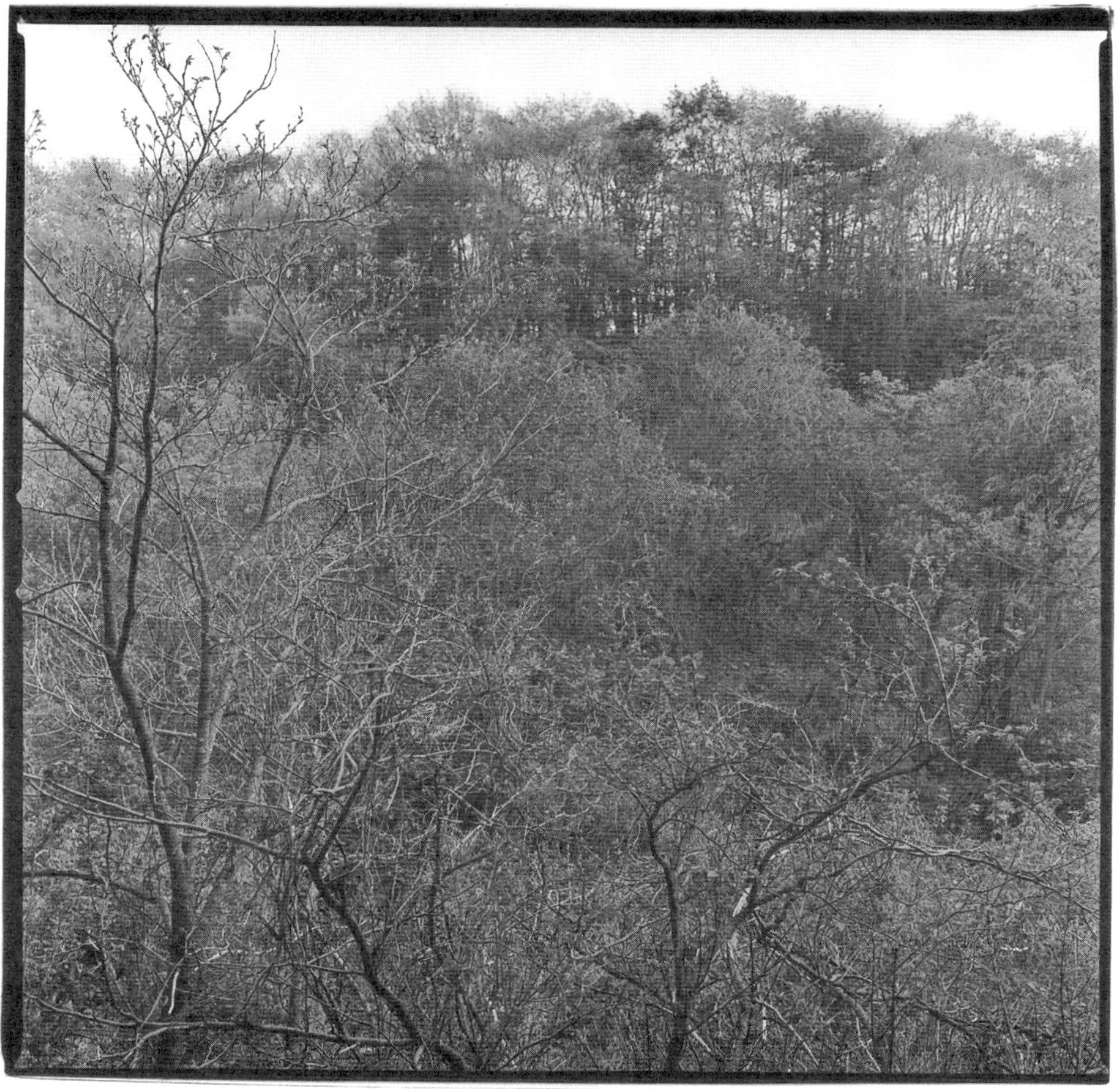

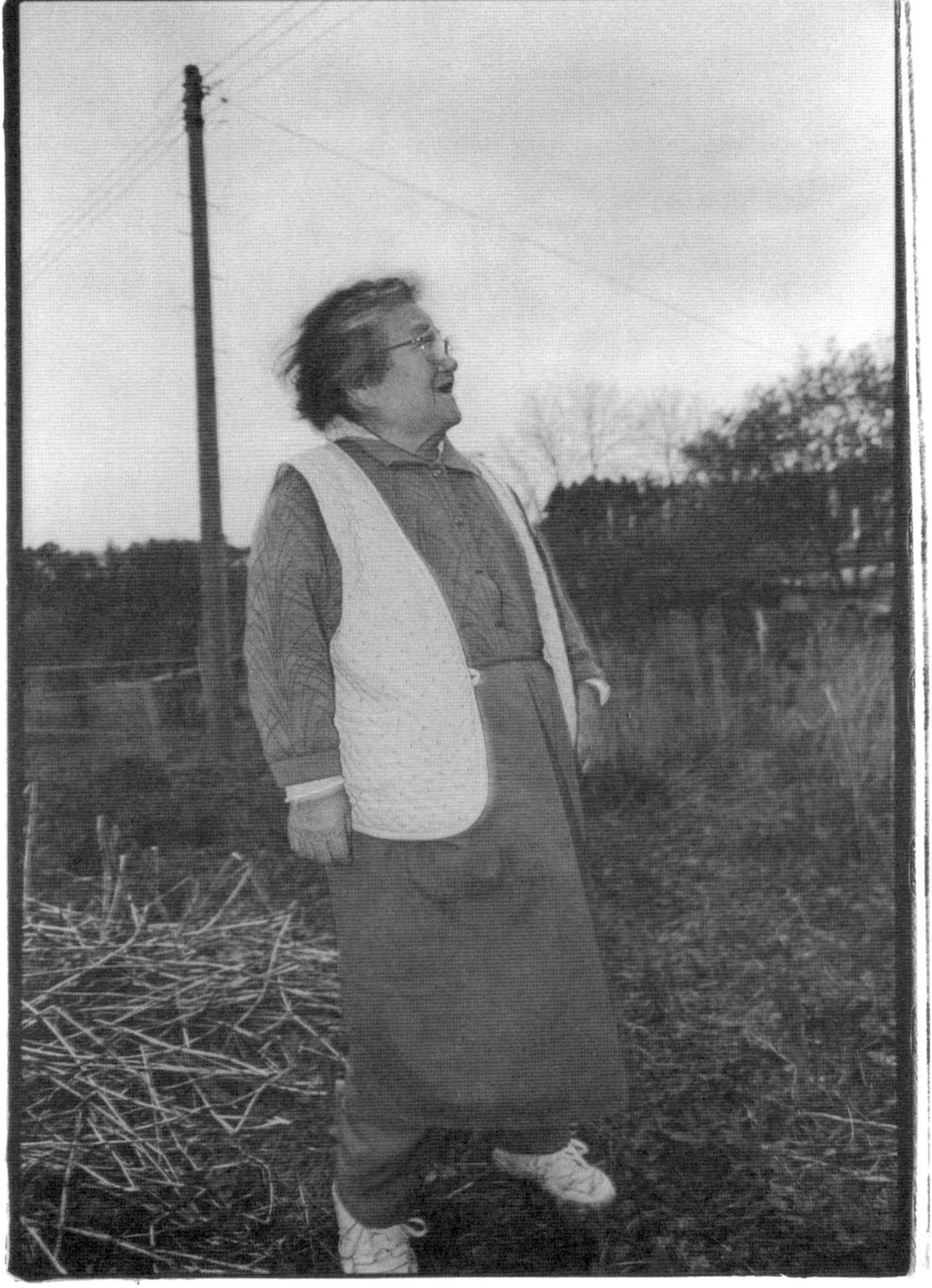

◆第3章
覚えておいていいこと
——医者に行く前に

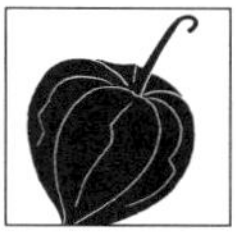

天然の万能薬 モグサで お灸

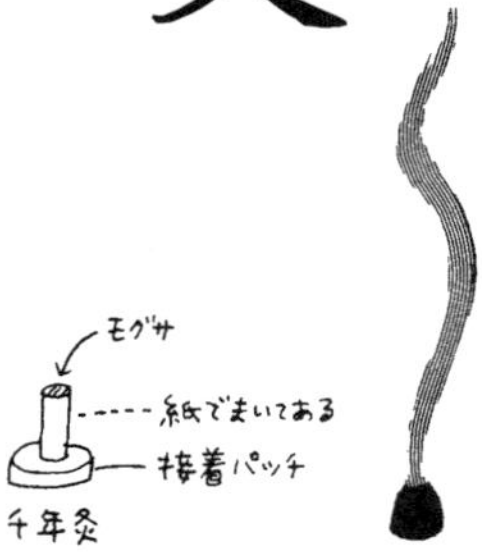

体の中からくる痛み、凝り、腫れに力を発揮

　自分のからだを触ると盛り上がったところがあるのね。そこを押してみると筋肉が硬くなったり、痛かったりするから、そこへお灸するの、自分で。背中は仕方ないから、私は、息子が来たときにやってもらうんだけど、それで楽になるの。今、パッチがついて皮膚にピタリと貼れる「千年灸」というのが売られているからそれがいいでしょうね。けい腕でパンパンに腫れて、膿（うみ）をもって手術しろっていわれているところでも、お灸で治ってきたんですよ。お灸をしたあとには軟膏のようなものを塗るといいわね。

　お灸は苦しいときは全然熱くないの。それが、効いてくると熱いのね。私は腎臓も悪いから土踏まずがなくなるくらい腫れるんだけど、そういうときもその土踏まずのツボ

（いちばんくぼむところ）に何度かお灸をすると楽になるのね。

頭が痛いときも、お灸をしたらよくなるしね。頭にたてる場所は、鼻から上へまっすぐたどった巻きめのあたり。そこから左右に下って、頭の高いところにそれぞれ一つずつ。こめかみもそれぞれにね。目からくる頭痛には眉毛の真ん中のあたりに。あとは眉毛の先（鼻に近いほう）にそれぞれ。膝から少し下がったところの〝三里〟の灸は毎日やったほうがいいくらいね。足がすごく軽くなるんですよ。朝でも、夜寝る前でも、やれるときにやればいいですよね。

肩凝りやなんかで目やにがどろどろ出るような人には、うちのばっちゃんは眉の上にお灸をしてあげていたっけぁ、それでぴったり止まるの。あと目尻のところに小さくお灸をして。干したヨモギの葉を手でもんでやるとやわらかぁーくなって、だんだんに砕けてそれが薄黄色くなったのがモグサ。このモグサでお灸をするわけ。

結核で、お灸しながら生きてきた人たちも

私は春秋は肩が凝るんですよ。苦しくってね、書きものなんかできないですよね。うちのばっちゃんはベテランだから、朝早く起きて背中をみると、ちゃんと凝ってる赤い星が出てるんだって言ってね。そこを目当てに灼いてくれるの。一週間ぐらい灼いてるとすっと治ったたったのね。

戦争の後のことだけれど、北海道の日高にいたときにね、マンガン鉱山があったんで

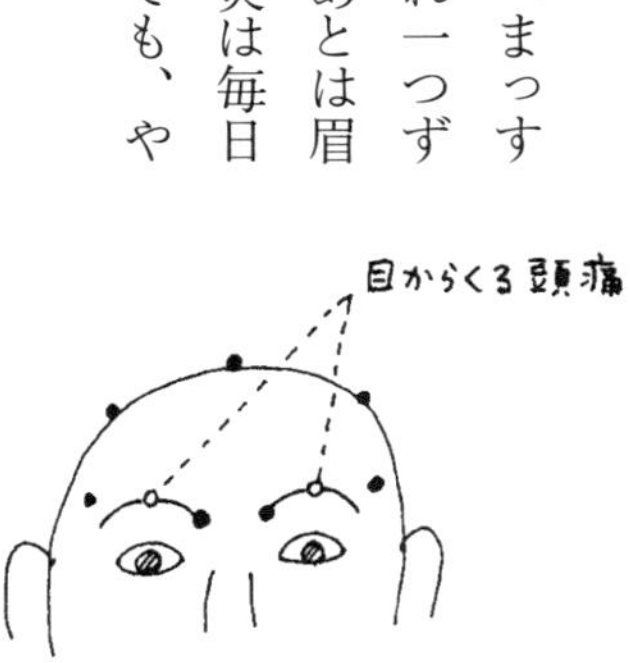

ヨモギ［蓬］　キク科の多年草。本州、四国、九州、小笠原の山野から人家近くまで広く自生する。日本には約30種ある。早春に若葉を摘み取り、草餅や草団子などに混ぜ込んだり、ご飯に炊き込むなど食用に。冷え性、低血圧症、腰痛に、また動脈硬化の予防にも効果がある。乾燥させた葉をすり砕き、綿毛を集めたものがモグサで、灸に使われる。

すよ。そこに鉱夫として連れて行かれた朝鮮の人たちとか、いっぱい人が残っていて。鉱石の粉を吸っててさ、はじめ風邪だと思っていたら結核になってね。でも、その人たちが、お灸して何とか生きてるの。

それと近ごろ、お寺さんの奥さんたちがガンで何人も亡くなってるんですよ。うちのばっちゃんは何でかな、おかしやなって。ばっちゃんは分かってるっけぁ、お線香とかよくないのよね。昔は自然のものだったから、体に邪魔しなかったけど、今の線香には化学薬品がいっぱい入ってるでしょ。

何代目かの奥さんが胃ガンになってね、うちのばっちゃんにお灸してくださいって来てね。ばっちゃんは、責任負えないけど、望みなら灼いてあげましょうと言って灼いてあげたのね。もっと早ければよかったのに、手にガンのしこりがゴロゴロ当たるっけと。生の灸をつけても熱くないらしいんですよ、ひどくなってるから。しばらくやってあげていましたね。

冷えからくる足の痛みや、胃痛にもお灸はいい

昔は農家の人たちは長時間の重労働から冷えたりして、膝に水がたまったりすることが多かったんだけど、膝に水がたまれば、膝の裏がぴーんと硬くなるのね。それで水を抜くとくせになっちゃうんですよ。そのとき、ヨモギだとかいろんなもので湿布をするわけだけど、あとは三里の灸と膝の裏の硬くなっているところにお灸をするといいの。

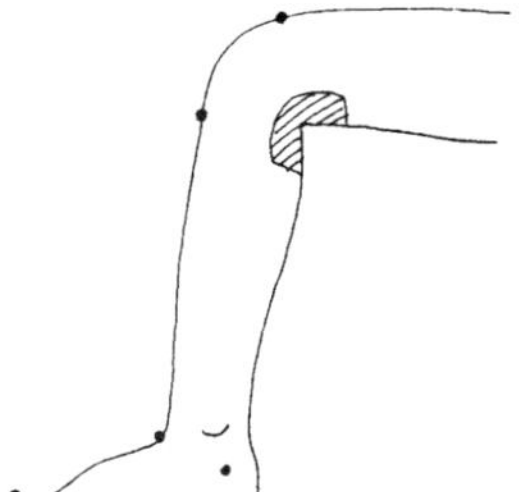

そうすればずいぶん痛みが止まるのね。あとは足首の真ん中のところ、くるぶしの下、親指の真上と。長年膝の痛みで苦しんでいる人は、毎日膝のまわりにお灸をすればずいぶん楽になるから、五つなり六つなりつけて、温めるようにするといいですよね。

胃の痛みにはお灸がいちばん効くんですよ。おへその上と下と横とかみぞおちのあたりにつけてね。こうして押してみて痛いところにつければいいの。かなりお灸の効果ってあるんですよ。

うちのほうで、結核で寝ていた人がいて、兄嫁さんが看病しなければいけないと。どうしようもないから、お医者さんにもかからないでベッドさ寝せておいて、その兄嫁さんがおへその回りに毎日お灸してやったの。そしたら食が進むようになって、ずっと生きたんですよ。何の病気もそうだけど、ことに結核は消耗戦なんだもんね。食べても食べても消耗するの。ガタガタと寝汗をかくんだからね。何にもない敗戦後の時代に牛乳とかバターとか、いろんなものを手に入れるためにどんなに大変だったか。

熱すぎず用いやすい新タイプのお灸も

まあ、一人暮しでなくても、おばあちゃんでも、おじいちゃんでも、おこづかいを持ってたら、千年灸を一箱くらい買って用心に持っていたほうがいいと思いますよ。

私なんかしょっちゅう体のあちこちをぶつけていて、痛いところに灸をするんだけど、いいですよ。まして若い人たちが、生理とか、子宮や卵巣の障害で太腿のつけ根あたりがつったりとかいろんな症状が出たりしたときなんか、だれにも恥じることなく、裸になってひとりで寝転んで、千年灸だと落ちないからね、おへそから下のあたりを灼くの。それでずいぶんちがうから。

知り合いの、デパートや映画館の切符のもぎりをやっている女性たちとかは、コンクリートの床の上で一日中立ちっ放しで仕事をしなくちゃならないからどうしても冷えるし、一日中靴を履き通しというのは疲れるんだもの。そういうときもお灸を足の裏の土踏まずのところにすると疲れがとれるんだよって、なんぼか私も教えてあげたの。

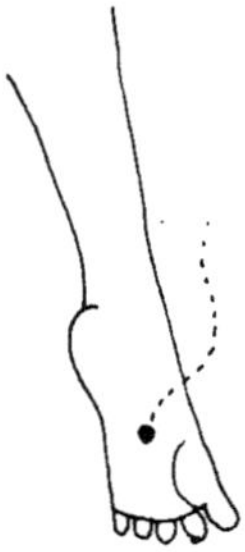

村の人たちにただでお灸をしてあげていたばっちゃん

ヤイト（お灸）はうちのばっちゃんから教わったんだけど、かなり効果があるんですよ。私は、吉川英治の『新平家物語』が面白くって何十回も読んでるんですけど、あの中にたくさんヤイトの話が出てくるんです。藤原頼長が崇徳上皇をそそのかして反乱を起こして敗れて逃げるときに、家来が戸板っていうのか、今で言う担架みたいなのに頼長を乗せて逃げるわけだけれど、どこからか矢が飛んできて頼長の喉をヒュウッと射っちゃう。だけど死ななくって、矢が通ったまま先へ進むんだけど、それで途中でヤイトを喉のあたりにたくさん付けてると、治まっちゃう。それに義経も大地震のあと、余りにも後白河法皇にああだこうだと使われて二〇日も寝不足の状態になって、痩せちゃってくたびれ果てて死にそうになったときに、ヤイトをつけて回復するという…。そういう場面がなんぼも出てくる。平清盛だって、なんぼもお灸してるんですよ。

ばっちゃんはお灸は完全にマスターしたんですね。ばっちゃんの姉の嫁いだ家の近くに、目の見えない人で、灸をする人がいて、その人のところへ行って、それとなく習ったようです、見よう見まねというか。眼の学問ね。それが進んで人を治してあげたいという気持ちから、骨接ぎのほうも勉強したいって思ったんだけど、なにしろ字が書けない。勉強が嫌いで、学校が嫌いで、母親に薪を持ってぶったたかれそうになって逃げ回ったくらい、学校には行かなかったそうだから、読むほうもほとんどだめで、分からない字は、上と下を読めばそこが分かるっていう、いわゆる判じ読みっていうやり方で通した人でしたね。お金貸したりもの貸したりするときも、○×式で、それで分かってるみたいで。あそこの家さ五円分塩貸したとか、どこそこに何をとかって。今も大福帳が残っているけど、そこら中、借金して返さない人ばっかし。

ばっちゃんは明治一五年生まれだから、薬事法だの何だのってひっかかる時代じゃなかったんですよ。私の子どもたちが大きくなる頃まで、村の人たちとか遠方から来る人たちにもお灸してやって、それもみんなただでやってあげていた。一週間もびっちり来る人もいましたね。

それで一週間もびっちり灼いて、「少し休んでまた来たらどうか」ってばっちゃんは言うわけです。要するに治療慣れがおこるんだけど。それでその人は「そうですかぁ」って言って、次の日、ほかのところへ行く。お金をとられるとこへ行って、一回灼いてもらって、治ったって言ってくる。それはばっちゃんが灼いたから治ったのであって、だけど、お金を何百円か取られたほうが有難くなってるんですよ。それで「お雪ばあちゃんにやってもらったけどさっぱりわかんねかった」ってことになったりしてる。それがばっちゃんを悲しませましたけどね。

私は看護婦助手よろしく、ばっちゃんのそばで

ばっちゃんはそういうことも自分で分かってて、それでもぜんぜん懲りない。ある意味でいえばだらしないっていうか、「ママ（ご飯）食えね人だったら、たとえ嘘たれてきても養わねばなんねんだ」っていうのがあの人の流儀だったから。らい病の人が来ても嫌がらないで、私は看護婦助手よろしくね、ホウ酸を煮立てて。ばっちゃんはどろどろと膿が出ている患者さんたちを私が割箸で挟んでやった脱脂綿で全部きれいに拭いて消毒してやって。

でも、こうして傍で見たり、手伝ったりしていろんなことを覚えたというふうでもなくて、風のように光のようにね、自然に覚えたんですよ。

咳止めには実を煎じて
ホオズキ

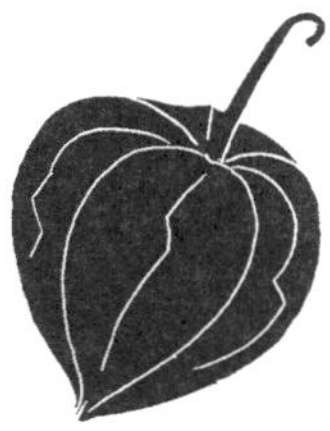

北海道の開拓地ではどこでもホオズキを煮ていた

秋にホオズキが真っ赤に色づいたら、茎ごと逆さに束ねてつるして乾燥させておくのね。風邪をひいてひどい咳になったときなんかに、このホオズキの実をぐらぐら煮立てて煎じて飲むと、咳がおさまるの。あと熱をとってくれて、おしっこの出もよくするし。

ホオズキが咳止めだっていうのは、北海道で知ったんですよ。私は敗戦後の何年間か、津軽海峡を何度も往復してるんだけど。そして何年かは大雪山の深部のほうにいたのね。そこに満州から引き上げてきた開拓の人たちがいっぱいいて、山形開拓団、福島開拓団、四国のほうからも開拓団が入っていたの。冬のひどい時は零下二九度にもなる土地で、

ホオズキ　ナス科の多年草。野生のものもあるが古くから庭先などで栽培されてきた。漢方では全草（酸漿＝さんしょう）あるいは根茎（酸漿根）を乾燥させたものを咳止め、利尿、解熱剤に用いる。子宮緊縮作用があるので妊娠中は使用しない。

寒さと開拓の重労働でみんな喘息になってて、どこの家に行ってもホオズキを煮立ててるんだよ。開拓のおばあちゃんが私にも飲めっていうの。これ、咳止めなんですよって。畑仕事にも持ってきてね。

ホオズキとトチの実の焼酎漬は体の中からの痛みに

あとホオズキと砕いたトチの実をいっしょにしたのの焼酎漬けは痛みに万能なの。打撲とか捻挫なんかにはもちろんだけど、とくにリュウマチ、関節炎といった体の中からくる痛みにすごく効くんですよ。一五年以上たった焼酎漬けが手元にあるけど、この汁を痛いところに塗るの。これは古ければ古いほどいいのね。何年か前に交通事故にあって、その時にうけた悪いものがまだ体の中にいっぱい残っているのね、この間もふくらはぎから足の裏まで痛くて歩けないほどになったときに、このエキスを一日三回くらい塗っていたら、いつの間にか治ったたったの。

知り合いのおばあちゃんは毎日一個、ホオズキの実を生のまま食べていて、胃腸を丈夫にするからって言ってたわね。

体の中の痛みを取るということでは、ホオズキの他にも、ヘビイチゴが神経痛にいいらしいの。その実をつぶして焼酎に漬けておいた液を塗るといいということも、うちのばっちゃんは言ってたった。

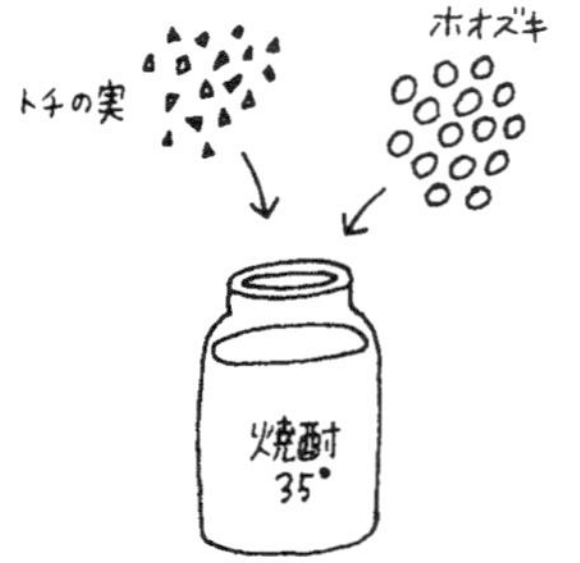

根を煎じて
肋膜炎に
イタドリ

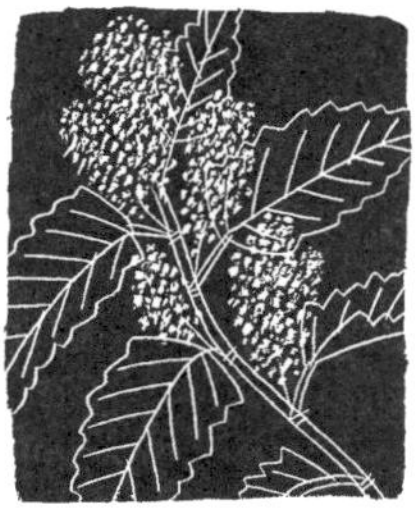

イタドリ［虎杖］　タデ科の多年草。日本各地の山野や路傍に生える。春に出る若いタケノコ形の茎は、皮をむき塩をつけて生食する。酸味が好まれるがシュウ酸を多く含むため多食しない。根茎は虎状根と呼ばれる生薬。膀胱炎、便秘の治療に用いられる。

肺にたまった水をとるのにいいと言われてきた

いまはあまり肋膜を悪くするって人はいないんだけど、イタドリは肋膜炎にとってもいいの。昔の人は肋膜だの結核だのっていうのには、イタドリの根を煎じて飲ませたもんなの。肺にたまった水をとるのにいいんだって言ってね。肋膜炎には乾性の「ろくまく」と、水がたまる湿性の「ろくまく」があって、イタドリの根はその湿性のろくまくに効いたのね。肺病になる手前のろくまくの患者さんで、これで治った人も多いんですよ。

昭和の初期、満州事変の前後のあたりは大不況だったわけ。みんな職がなくて。ことに農家の二、三男は余っちゃってさ。で、志のある者は勉強しようと思って東京に行ったのね。金がないからさ、苦学するでしょ。食事はまずいし、労働は過重だし。結核に感染してバタバタと倒れて帰ってくるんですよ。おおかたの農家の年寄りたちはこのイタドリだのギシギシのことを覚えてて、根を掘って、陰干しにして煎じて飲ませたの。中には治った人もいるよ。

この時はお茶じゃなくて、長い時間煎じて、煮詰めて煮詰めて飲むわけ。本当の療法に使うわけですよ。これは一日に何回も飲むんじゃないの。朝一回飲んだら、夜寝るときに一回飲むとか、こういうふうな飲み方をするの。

イタドリをお茶にすると少ぅし渋みがあるの。草の類の渋みがね、濃く煎じれば煎じるくらい渋みもその度合いを増すと思いますよ。でもこういう一回か二回という飲み方では、あんまり害はないから。葉っぱとか茎はやっぱり陰干しにしてこちらは普通に飲みやすいお茶こにして飲んでもいいよね。

初夏のころのイタドリは、茎も葉も一緒に漬物にすると柔らかくておいしいよねぇ。葉っぱは日陰に放っておくと、ちょっとしなっとして紙のようになるから、鼻をかむのはこれ、とっても具合いいの。水洗トイレでは捨てるのに困るけれど、本当はこれでやりたいところよ。風邪をひいて熱を出した時なんかにもイタドリの葉っぱがそばにあったら採ってきて、頭の下に敷いて寝てるとすごく熱を取ってくれてさっぱりするからね。

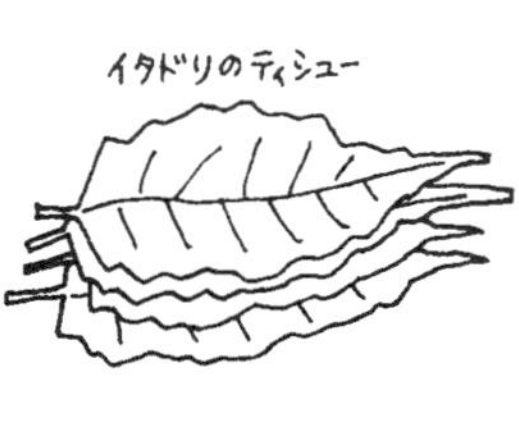

産後のむくみや、便秘にも

それにイタドリは咳にもいいっていうから、ここの前に住んでいたところでは、川原のずっと奥まで行って採ってきたの。そして根を掘って、洗って干して、それを腺ガンになっていた知り合いのホテルの社長さんにあげたの。メイドさんに後で聞いたら、「焼酎に漬けて飲んでらった」って。それでか、その社長さんは、一緒に腺ガンをやった人たちは早くに亡くなってるんだけど、六年も仕事しながら生きたの。他にも何かやってたかもしれないけど。

あとイタドリは産後のむくみにも効くし、通じもよくしてくれるし、それに利尿にもいいんですよ。切り傷には葉っぱをもんでその汁をつけてもいいしね。

山に出かけた時に掘っておいて保存しておけばいいでしょ。薬草は生々しいのより、干したほうが効くんだから。

農家の暮しの中で草も見事に生かされていた

薬草の効用だけでなく、昔の人はいろんなことを知っていましたね。私が開拓地に出かけて行っていたころにはまだ若い二十代の夫婦がいっぱい開拓に入っていたけれど。その人たちは経験も浅いし何も知らないいんですけど、そこまで行く途中の村に年寄りがいっぱいいて、薬草のことだとかよく知っていて、いろいろ教えてもらいましたよ。

古くからの伝統的な暮しをしている人は、ホオズキが庭にあれば、採って小屋にずっとかけておくとか、ドクダミやゲンノショウコなんかもかけておいたりしていて。ツユクサとかアカザはそういう形ではあんまり見なかったけども、ただ牛に食べさせていたのは覚えています。萩なんかも牛が反芻するのにいいって言って、いっぱい刈り取って飼料にしていましたね。

クズ（葛）は紫色の花が咲いて節目節目に根がついていて、ものすごく生命力が強い植物ですが、これもクスリ。クズの葉はおひたしにして食べてもいいんだけど、どちらかというと草のほうよりデンプンを取っていたのでしょうね。それと、籠なんかのつる（蔓）ものに使ったり。

先だって久しぶりに家に行ったら、裏の、かつてさんざん私たちを粉塵で悩ました採石場の荒涼とした山が半分以上緑になっていて、それがクズなんですね。友人に聞いたら、鉱毒を大量に流していた松尾鉱山の対策同様に、草の種を蒔いたということで、要するに公害隠しですよ。掘りっ放しのガチガチの岩肌を見せないためのの。

循環の世界がそこに

クズは牛も大好きで、デンプンとかタンパク質が豊富でいいおっぱいが出るから、嫁やじぃさまたちが草刈り鎌でずんずんと刈ったものです。だから林がきれいだったんですね。今はもうクズが伸び放題。クズは強いので他の木が締めつけられて放っておくと大きくなれないから、昔はきれいに下葉を払って、青草をていねいに集めて牛小屋とか馬小屋とかに運んできてていねいに積んでおいたものです。クズはクズで別に刈ってね。ヨモギ、萩、カヤ（萱）といった繊維のあるものを食べさせるために刈り取って積んでおいて。牛の糞尿はいい肥やしになって、またいい作物が取れる。すごくいい循環の世界がそこにはあったわけです。

体の中からの痛み、腫れに
ウマノブドウ

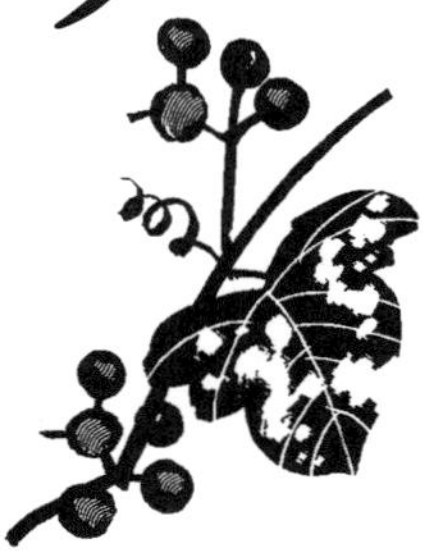

捻挫の内出血や腰の痛みも数日でとれた

ウマノブドウというのは、山ブドウの一種なんだけど、秋の終りころに、その辺の里山にも、街の中でも気をつけて見ているとけっこうあるのね。蔓（つる）になって垣根だとか他のものに絡まったりして、実は薄青味がかった色から、も少し濃い青色をした七〜八ミリくらいの大きさで房になっているの。

一〇年くらい前の話だけど、九十何歳になる漢方医のお医者さんがいるお家に、有機農業をやっている青年がお婿にいっててね。その青年が、ガソリン代の足しにしようと思って、花を栽培して売りにきていたんだけど、なかなか売れなくって、毎回売れ残ったのを私のところへ持ってきて買ってくれっていうから、そうして引き受けてたの。それであるとき、いっつも申訳ないからって、ウマノブドウの焼酎漬けとスギナの焼酎漬けを持ってきたっけぁ。その時で五〇年くらいはもう経っていた貴重なものだったのね。これも古いほど効き目があるの。

あるとき別の友人が仕事場で手首をひどく捻挫してそこが真っ黒に内出血してしまうほどになったったの。その人にこのウマノブドウのエキスを持っていって塗ってみてって言ってあげたっけぁ、三日くらいして会ったらきれいに治っていたからね。映画館で立ちっ放しで切符のもぎりの仕事をしている女性の友人も腰が痛いって言ってたのが、これで痛みが取れたしね。ウマノブドウは体の中からの痛みとか腫れにすごく効くんですよ。それと外から塗るだけじゃなくて、飲んでもいいの。肺をきれいにしてくれるからね。

薬草っていうのはみんな血をきれいにする力を持ってるんですよ。そんな何だかんだって分析しなくっても、薬草を飲むことによって血液がきれいになる。そういうことが第一であって、特にウマノブドウは肺をきれいにするの。だから血をきれいにすることになるでしょ。長い間、ドクダミのように一般化した血液の薬だったの。

やっぱり焼酎の効用ってばかになんないよ。薬草とマッチして胆石とか腎臓結石とかの石を引きずり出すくらいの力があるんだもの。塩をちょっと入れてもいいのね。カビも生えにくくなるから。

ウマノブドウ（ノブドウ〔野葡萄〕、イヌブドウ）　ブドウ科の落葉つる性植物。日本各地の山野に生える。果実は球形で、普通昆虫の入った虫こぶとなり、白、紫、青色などに熟す。食用にはならない。果実は打撲、捻挫に、根は胃潰瘍、十二指腸潰瘍に用いられる。

体の中からの痛みに
ビワの葉

ビワもいいですね。葉っぱをとって、私は葉の裏の毛は取らずにそのまま使うんだけど、適当に切って三五度くらいの焼酎に漬けておくと三日くらいで色が変ってチョコレート色になるから、それを塗ると、打ち身とか神経痛、リュウマチのような体の中の痛みも止まるの。毛にかぶれる人もいるから、葉っぱの裏の毛をとって、表の側を痛いところに貼っても効き目があるわね。

ここにある鉢植えのビワは、その辺で買ってきたビワの実の種をなんとなく植えたら芽が出て、こうして何本も育ったんですよ。これは芽が出てから一年や二年じゃきかないくらい。最初に種を土に下ろして育てていたからよく育ったの。最初から鉢植えだけのとはずいぶん違いますよね。でもこっちのほうは寒さが厳しいから、ある程度大きくなったら相当保護しないと生きられないんじゃないかな。もともと岩手県北辺りにない木だからね。

乳腺炎、乳房炎に
カキネドオシ

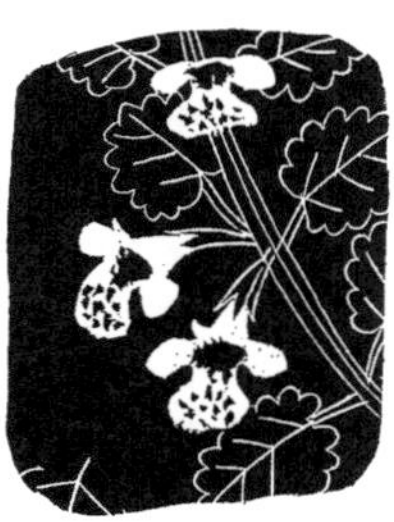

カキネドオシは昔から乳腺炎や乳房炎にいいって言われてるのね。なぜカキネドオシって言うかっていうと、隣の垣根も通り越してどんどん広がっていくというところからなんだけど。小さな葉っぱでね、茎がすごく強靭なの。

乳腺炎も乳房炎も、お乳があんまり出すぎて、ちゃんと絞らないとしこりができる——これは妊産婦の人がよくなるんだけど、膿（う）んで外に破れるときもあるの。痛いんですよね。そのときに干したカキネドオシを水に戻して、もんで蒸して、痛いところに湿布するの。そうすると治るんですよ。糖尿にもいいっていうから、私もずうっと散歩していてはぶ（土手）に生えていたカキネドオシを少し引き抜いてきて、家のそばに植えたの。あれはすんごく繁殖力があるから、何もかも増えているよ。それで時々お茶にして飲んでるの。

カキネドオシ　シソ科のつる性多年草。日本各地の野原や道端に生える。若葉は茹でてあく抜きをしてから和えものやひたしなどで食す。利胆作用があり、煎じて胆石症、肝臓、泌尿器結石に用いる。感冒、糖尿にも効果があるという。

疎開者を三〇人も引き受けていた私の家

戦争中に、私の家では大した蓄えもないのに膨大な疎開者たちを役場から押しつけられて次々と引き受けることになって。村の中には、うちは力がありません、人を養うくらい余裕がありませんっていう家もあって、今じゃ大金持ちですから。立派な家を建ててね、誰をもめんどうみない。人の家にも行かなければ人も引き受けない。うちはめったらやたらに人ばかりで、もう対照的でしたね。トイレも三〇人以上が用をたすから大変だったし、台所も共同だったから。母家があって前に一軒、合わせて三軒も家があったのに、めっちゃくちゃ大変だった。昔のねえやとかも子どもをぞろぞろ連れてきていたりしたし。

私なんか牛乳をもらっても飲まないで、勤め先から二八キロもあった実家まで、毎日一往復しかない国鉄の自動車に頼んで、野菜だのもらった豆腐だのといっしょに乗せて山から下げてきたり。それをばっちゃんが分けて配って。何も私たちだけが難儀したわけじゃなくて、疎開者の人たちも難儀しただろうし。それを思うと、ばっちゃんの底力ってすごいと思いましたね。日ごろ農民の人たちをめんどうみてあげていたから、けっこうそういうときにお豆一升持ってきてくれたりして。いちばん最後までいた疎開の人が、来てから帰るまで一〇年いたんですから。そういう人たちも何組かあったし。

捨てないでいたものが戦争中にはずいぶん役に立った

家が蕎麦屋をしていて、子どものころ、配達を手伝うと母が五〇銭くれましたから、それを貯めておいて二円ぐらいになったら一戸まで一里（＝四キロ）の道を、汽車っこに乗っていったり、歩いていったりしながら、『少女倶楽部』に『新女苑』に『少女画報』なんか買って。当時、『少女倶楽部』が五〇銭だったんですね。まさに竹下夢二とか中原淳一とかそうそうたるあの頃の画家が絵を描いていた雑誌を山ほど持っていたんだけど、それが、戦争が終って疎開者の人たちが帰ったあとには、何にも残ってなかった。みんなトイレの紙になったり、持っていかれたりして、もったいなかったですね。

うちのばっちゃんが織物をしていたから、私も割合といいものばかり着せられて育ったんです、貧乏はしていたけれども。その衣類の着古したものも捨てないでいたおかげで、そのボロも疎開者の人たちを引き受けたときに大変役に立ったし。

私がものを捨てられないというのは、そういうのが意外と役に立ったという経験からですね。小さいころから飴玉を包んだ紙ね、きれいだったんですよ、それをきれいに伸ばして積み重ねて持っていたり、鉛筆のちびて投げられてるのでも、クレヨンでもみんな拾って、とっておいて、戦争中に赴任先の小学校の子どもたちにあげたり。寝ないで一晩かかって台本作って絵を描いて紙芝居やってあげたり。そういうのに非常に役に立ったんですよ。今も何でもとっておきたがるクセがあるのは、やっぱり役に立っちゃったから、からだで覚えちゃったんですね。

咳、痰が出なくなった サイカチ

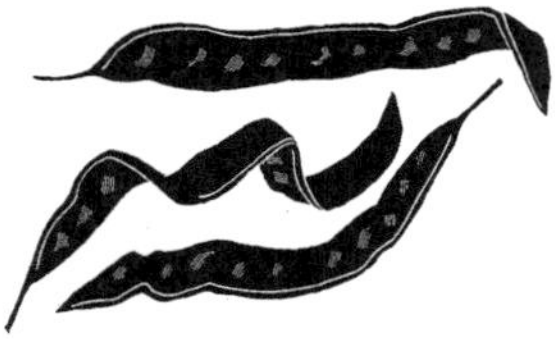

サイカチを浸けておいた水が一晩で澄んだ

洗剤も石けんもいらないんですよ。髪を洗うにも食器を洗うにもサイカチがいちばん。洗い桶に水を張ってサイカチをつけてもむと泡が出てくるからね。それで油ものを洗えばきれいになるの。よく風呂場やトイレに、消毒する、タイルを磨く、カビを取る…と何本も洗剤が並んでいるでしょ。人間はそうやってきれいなところに住んで、身の周りをきれいにして、でもそういう洗剤類やらなにやらが汚水になって川や海を汚す。すごいことになっていると思うわよ。

私なんかトイレットペーパーだって使っていいんだろうかって気になるもんだから、シャツやら何やらのボロをみんな切ってね、トイレに置いてるの。オシッコのときはけ

サイカチ［皂莢］ マメ科の落葉高木。本州の中部以西から九州の山野や川原に自生する。幹や枝に枝が変化した大きな鋭い棘がある。チコク、ハリエンジュなどの呼び名も。莢はサポニンを含み、古くから石けんとして洗濯、シャンプーなどに用いられてきたが、去痰作用もある。

っこう間に合うんですよ。それを圧縮してゴミに出してるの。

そうやってサイカチでいろいろやりながら、考えてみたんだけど、そういえば昔、サイカチが痰を取る、それから腫れものをなくすって、何かの本で書かさってたよなあって思い出して。だけどもこのことに関しては他の人から聞いたことはないんだよね。髪を洗ったり、食器を洗ったりっていうのはもちろん聞いてやっていたんだけど。

水にサイカチを浸けておくとその水がきれいになるというのは、私が実践して経験しているの。バケツさいっぱい水を汲んでサイカチを二〜三本入れておくと、朝には水がとてもきれいに澄んでいるんですよ。カルキの臭いなんか全然しなくなるんだからね。この水の中に使ったタオルを一緒に入れておいただけでそのタオルがきれいになるの。水を澄ますにはこれだわって思ってね。

煎じて飲んでいたら濃い痰が水のように

そしてそのことから思い出してね、どうも痰が出て気持ちがよくないし、すごい咳をしないと痰が上がってこないようになって、あ、これはやっぱりまずいと思ってね。だけども、いざやろうとなると、前から覚えていたことではあるけれど、なんだか毒を飲むようだもんね、初めは大変で。よし、これは生体実験だと思ってね、もともと、自然のたまものだしと、サイカチを二本、煎じて飲んだわけなの。

そうしたっけぁ、三日目にね、濃い痰が水みたいになってきて、それでもう出なくな

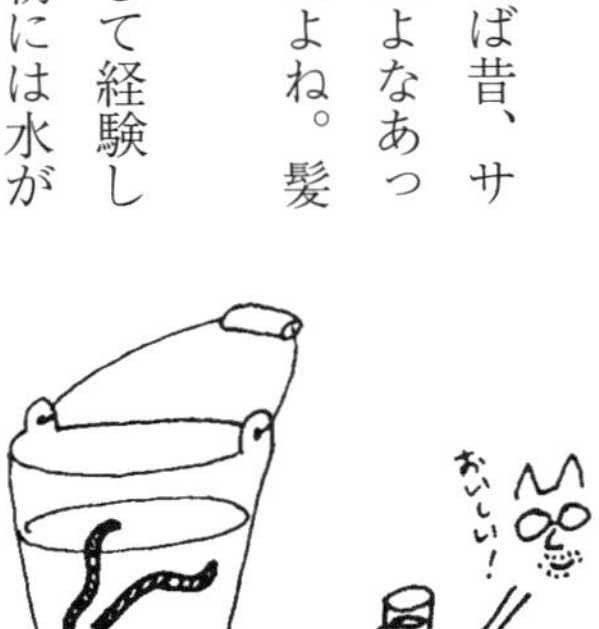

ったの。でも油断してずうーっと何日も飲まないでいると、また出てくるの、咳が。これはまだ中のほうが治っていないんだと思って、それからまたずーっと沸かして飲んでいるの。で、飲むのを休んで一週間くらいたつと、また咳が出るような感じでね。あんまり長い実験になるといやだと思うから、たまにね、咳が出るときはもう、咳止めとかそんなの一切使わないで、ここんところずっとサイカチを煎じて飲んでるのよ。で、いいです、とっても。

ただ、副作用があるかもしれない。私はそれが、軽い便秘かなと思っているんだけども。今まで全然便秘をしたことがなかったからね。それがサイカチを二〇日くらい飲んだかな、気がついたら便所へ行かなくなったなって。普通だったら、朝起きてまず便所に行っておしっこしてうんこしてっていうふうなんだけど。あれ、変だな、これがもしかしてサイカチの副作用かなあと思ったりしてるの。

そしてだいぶ飲み慣れてきたところで、濃く煎じてたから副作用らしきものも出たのかもと思って、こんどはいつも飲む程度の薬草茶ぐらいに薄く煎じて飲んでみたの。そしたら、便秘が治ったのね。あるいは慣れたのかもしれないし。ただ、なかなか飲みにくいんですよ。これはあんまり実践する人がいないかもしれないわね。ただ、私がいま自分で実験していて、少なくとも私にはすごく効いているわね。

昔から「よう」とか「ちょう」って言い方した腫れ物があるけれど、外に出るガンですよね。たちの悪い腫れ物でね、背中なんかに出るでしょう、ぽこんと。そうすっとそこにものすごい根が張ってるの。膿を絞っても、ゴキゴキっていう感じで、なんだか気持ち悪いの。それにはサイカチがいいの。サイカチを煎じて飲めば、からだの内側から生じた腫れ物に働いてくれるの。それと痰を除去してくれることでは最高なの。私はすごく効いてるよ。だからやっぱり結核にもいいんですよ。

成長するのに年月がかかるサイカチの木、大切に

サイカチって割合と川の岸のところに生えてることも多いのね。種がはじけて川に流されてきて定着したっていう感じで。大木になった幹の懐ろからすごいトゲというか角みたいなのがギュンッと出てることがあるの。木によって出てないのもあるんですけどね。なかなか大きくならない木だから大事にしなきゃって思ってるの。齢をとった木でも実はなるからね。

サイカチがこうした痰を薄めたりとか、つまりからだの中に起こっている炎症―腫れものにいいとなれば、飲んでいれば、何か異常があったときに、もしかしたらそれを瓦解させておしっことかウンコとして出てしまうこともあるかもしれないでしょう？　そういうことも含めて飲んでみているんです。

私ね、前からいろんな人に、肌が年寄りの割にきれいって言われているんだけど、ところが、サイカチを飲んでいたら、なんだかよけい肌がすべすべーっとしてきた感じ。なんにもつけてないのに。サイカチのせいかどうか、まだわからないんだけど。飲み始

めてから一年くらい経ったかな。それまで痰が出て咳が出て寝られなかったっけ。最後はもう、筋肉がピクっと動いても痛いーっていう感じだったの。これはもうこのままにしておかれないなって、それで飲み始めたったのね。

何度も言うようだけど、煎じ薬として飲むときはコップ一杯でいいんですよ。

かゆみ、じんましんに
桃の葉

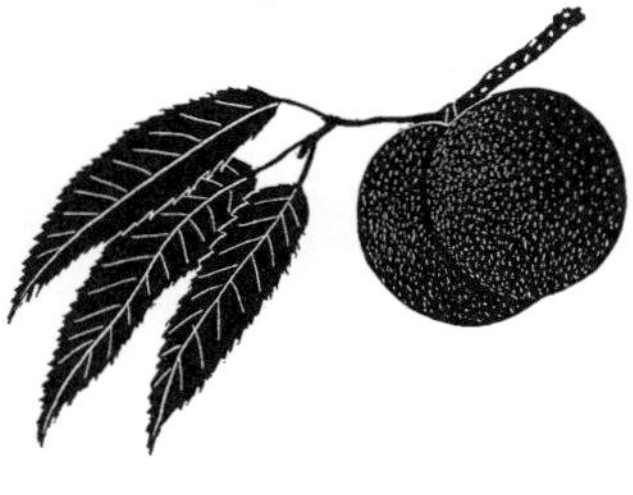

桃の葉を煮詰めて葉っぱごとでもいいし、エキスをとってもいいし、それをビンに詰めておけば使いやすいよね。この前、知り合いの赤ちゃんが水ぼうそう出たっていうから分けてあげたの。いいでしょ。そのエキスを塗ってあげたり、汗疹（あせも）のかゆみやじんましんに効くからね、アトピーにもいいでしょ。そのエキスを塗ってあげたり、生の葉をもんですりこんでもいいの。たくさん葉っぱを干してとっておいたのがあったら、それを少し塩を入れて煎じた汁で洗ってもいいしね。さらしの袋に入れてゆっくり煮立ててエキスが出たのを袋ごとお風呂に

入れても、汗もやアトピーにいい働きをするから。

私の子どものころ、学校の校医さんが、汗もを放置しておくと腎臓が悪くなるから、塩を入れた水で洗いなさいって言ってたったけね。

喘息に、利尿にも
アケビ

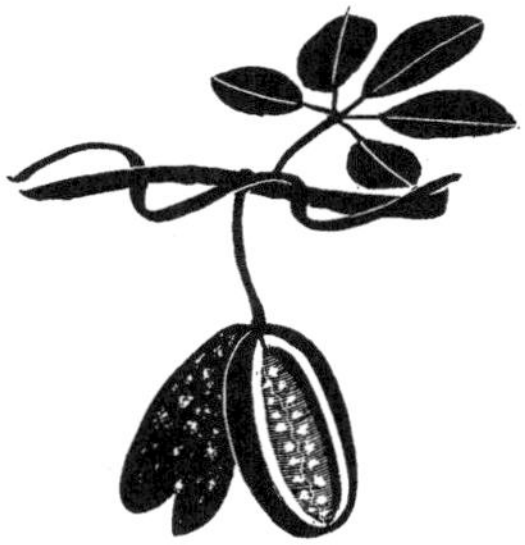

アケビは喘息の薬になるし、おしっこを出すの。アレルギーにもいいみたい。私の持ってるこの焼酎漬けはもう一五年くらいになるかな。これも古ければ古いほどいいからね。アレルギーには塗るだけじゃなくて少しずつ飲んでいるといいと思うのね。実そのものを食べてもいいし。アケビは肉が厚いし乾きにくいから私は焼酎漬けにして保存しているの。アケビを漬物にするとか料理に使うというのは今だからやるのであって、私たちの時代は、山へ仕事に行って、おなかがすいたときに採って食べたり、山のみやげに子どもたちに持って帰ったり、というような食べものだったのね。

盲腸炎に絞り汁を飲む
ゴボウ

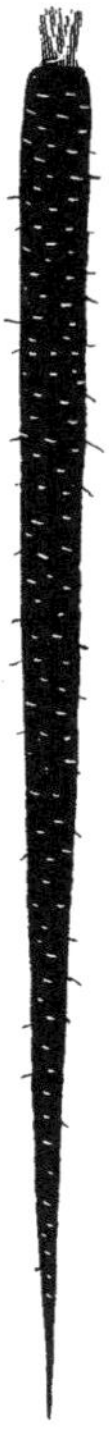

盲腸が腫れたときなんか、ゴボウは散らしてくれるのね。ゴボウをすりおろして、ガーゼに包んでギュッと絞って、汁をお茶碗にいっぱいにして飲むの。これを飲ませると、お医者さんに「明日入院の支度してきなさい」って言われた人が、帰されてくるんだからね。そういう人、いっぱいいるんですよ。

「あの、油ぎってギトギトした感じのゴボウの汁だけは飲みたくない、真っ黒い色してて」って言う人もいるのね。確かに油が浮いていて、いかにも飲みにくいという感じだものね。でも、「手術するよりえかべに」って、飲ませてね。次の日、お医者様に行くと、「あれ、おかしいなあ、確かに盲腸だっけがなあ」っていうぐらいになってね。それで入院しないですむことがいくらもあるの。

喘息のクスリと強壮剤

マタタビ イカリ草

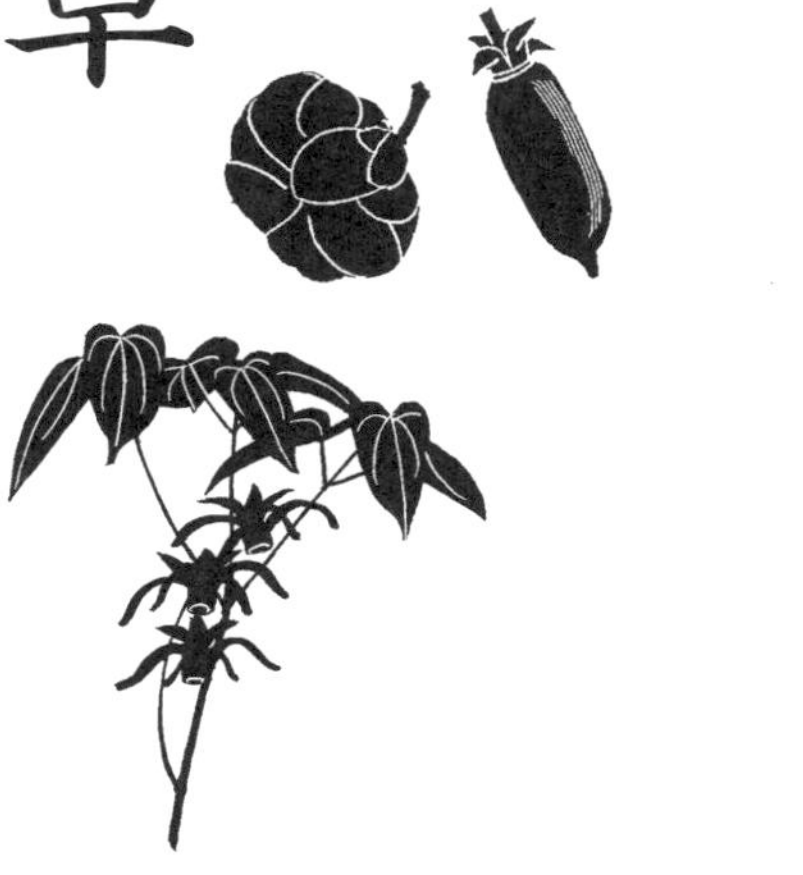

マタタビは喘息のクスリ。咳に効くのね、ものすごくいいの。雌と雄があって、マタタビの木は山の沢みたいなところに生えているの。私は両方別々に焼酎に浸けておくけど、強壮剤としても知られていますよね。これはエキスを飲むの。

イカリ草も強壮剤。雄と雌があって、これもアルコールに非常によくなじむっていうか、うすーい絹みたいな葉っぱなんですよ。中国では未婚の男性には飲ませるなっていうくらいなんだって。これが同時に喘息の妙薬っていわれるの。大変な薬だっていわれたんだものね、昔から。

喘息の薬っていえばね、私たちの子どものころは山によく薪取りに行かされたものだけど、そこでヤマガっていうイチゴにそっくりの実があって、これは中が白くってね、熟したら甘酸っぱいような味で。それからコクワってあるでしょ、みんな喘息のクスリなのね。

イカリ草［碇草］　メギ科の多年草。日本各地の丘陵地や山裾の樹下に生える。４月頃、茎の先に淡紫色の花を数個つける。漢方では茎葉を乾燥させたものを煎じて強壮強精薬に用いる。

彼岸花

有毒だけど足裏から体毒出す

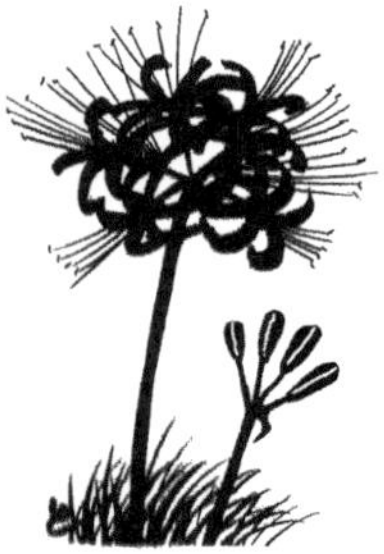

彼岸花ってあるでしょう。あれは球根をすりおろして足の裏に貼るとものすごく毒を吸ってくれるの。小麦粉をつなぎにして硬く練ってさらし布にのばして足の裏に貼ってビンと巻いて寝ると次の朝、体中の毒がどろどろとなって出ているの。彼岸花の球根って花屋さんに売ってるよ。これは毒なんだから、おろし金も一〇〇円かなんかで専用のを買ってね。

夜中に溶け出してぐちゃぐちゃにならないように手拭かさらし布でしっかり巻いて。その上から大き目の靴下でも履くかしてね。そうして寝てごらん。毎晩続けてやるんじゃなくて、二〜三日やったら休んで。また疲れたと思ったらやれば。体毒がたまるんだから。血液をきれいにするようにして、足の裏から体毒が出るだけでも違うよ。

ヒガンバナ［彼岸花］ 栽培されるヒガンバナ科の多年草。各地の土手や墓地など人家の近くに自生、栽培される。地下にラッキョウのような鱗茎をもつ。全草にアルカロイドを含み有毒だが、鱗茎は薬用に利用される。

利尿に
酒の中毒に
野萱草（カンゾウ）

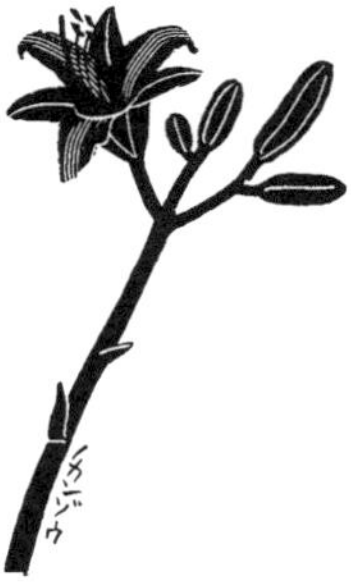

ノカンゾウ【野萱草】　ユリ科の多年草。本州、四国、九州の原野のやや湿ったところに生える。春先に出る若葉を食用にする。

野萱草の花が咲いて、過ぎたころの葉っぱと茎を食べればね、これも利尿にすごく効くんですよ。それに身を軽くして目を丈夫にするし、酒の中毒も防ぐのね。制ガン作用もすぐれてるらしいの。つぼみは乾燥させてお茶にして飲むと。今まで私は萱草のつぼみは飲んだことがなかったから、今年は飲んでみようと思って。育てる時は、種をこのまま土に埋めるの。

野カンゾウの葉もおしっこがでる、それから花―つぼみはさらにおしっこ出る。木ササギはもうどんどんとおしっこが出る…と、こうなったら、「おしっこ出るのどれがいいすか」ったって。そうなってきたときに、もっとも自分の身の近くにあるものを使うようにすればいいと思うの。ヤマモモも昔から大変な薬だって言われてて、何に効くかはっきりとはわからないんだけど、焼酎に浸けてエキスを飲んだり、丸ごと食べたりしているの。

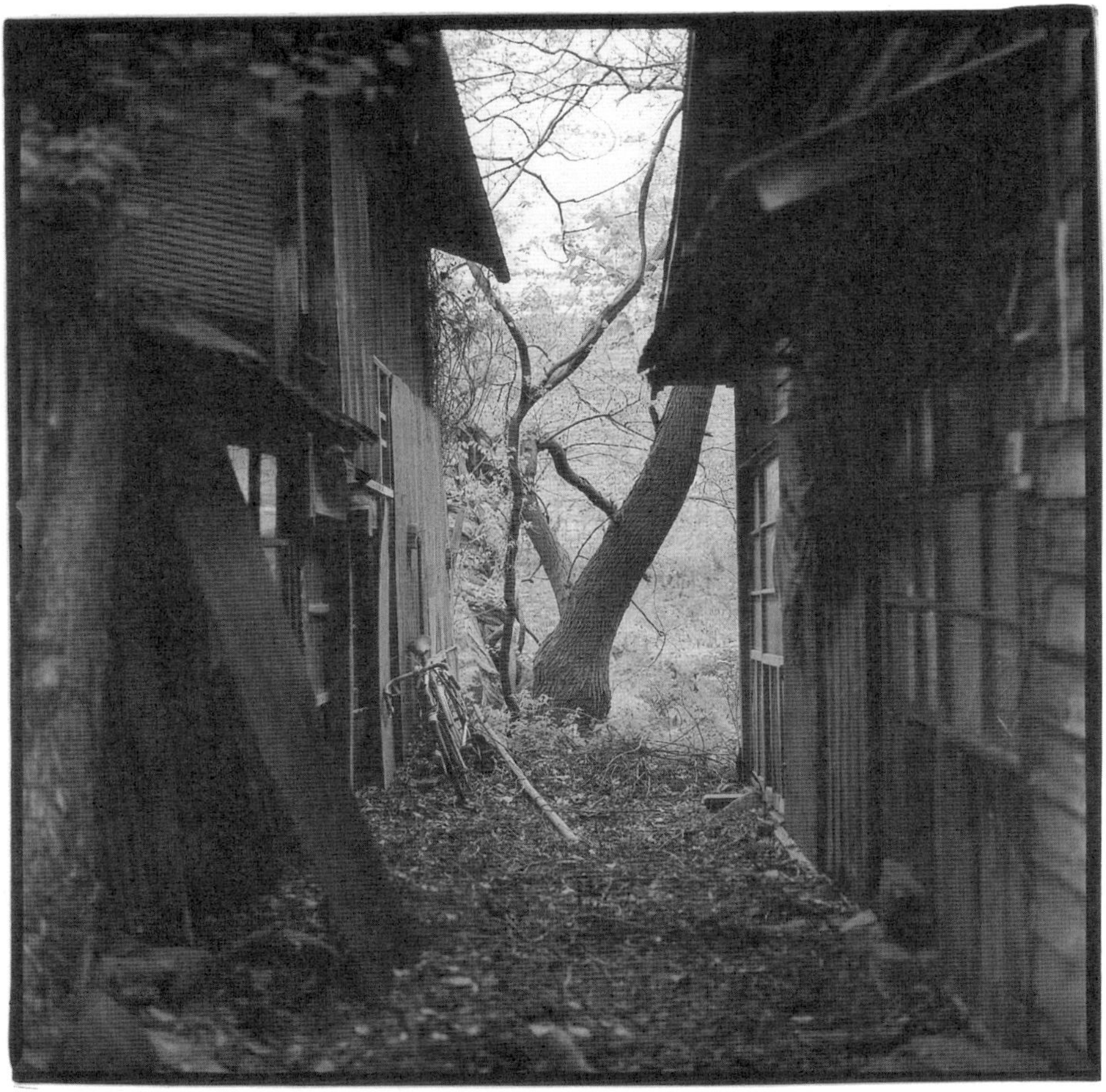

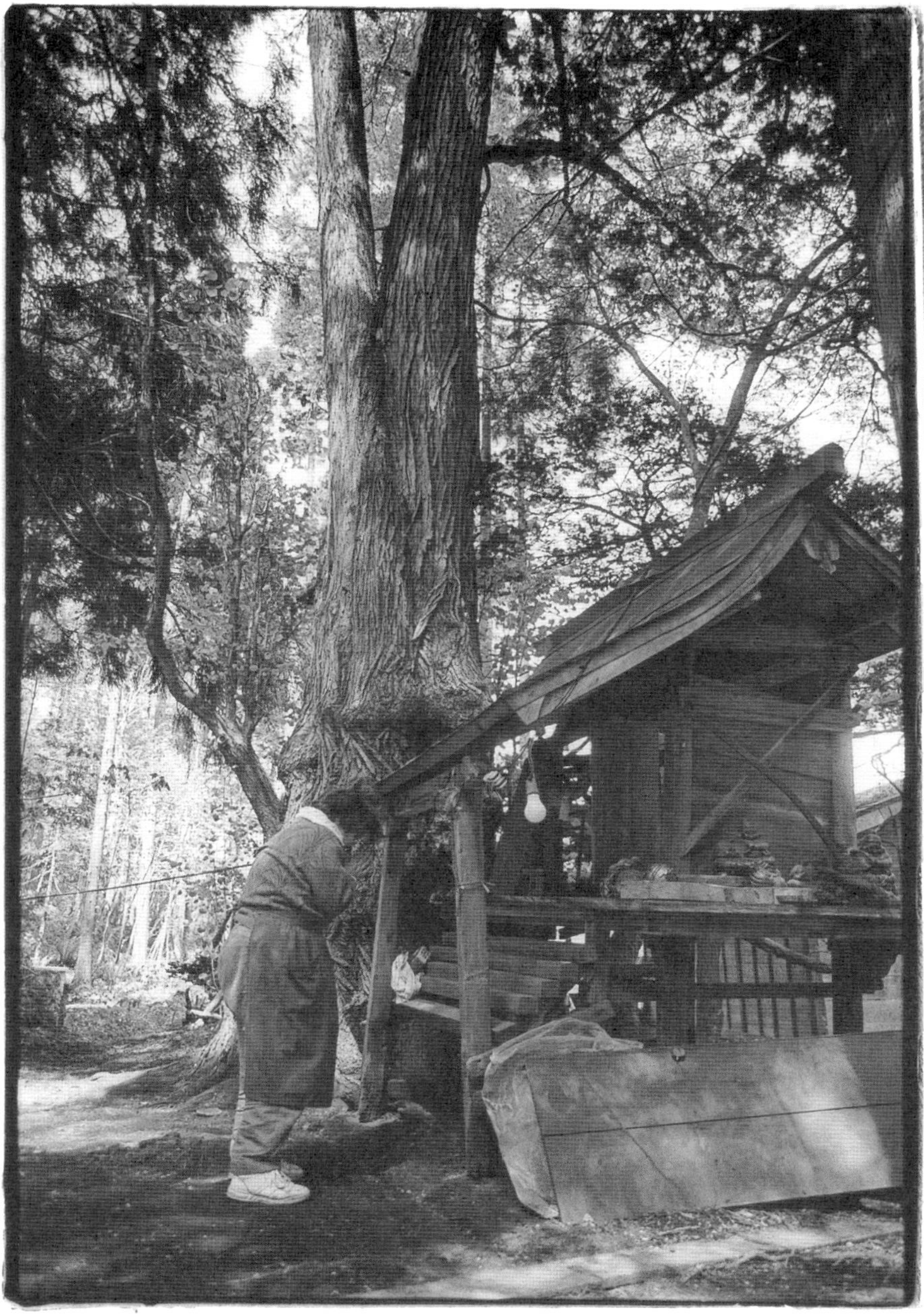

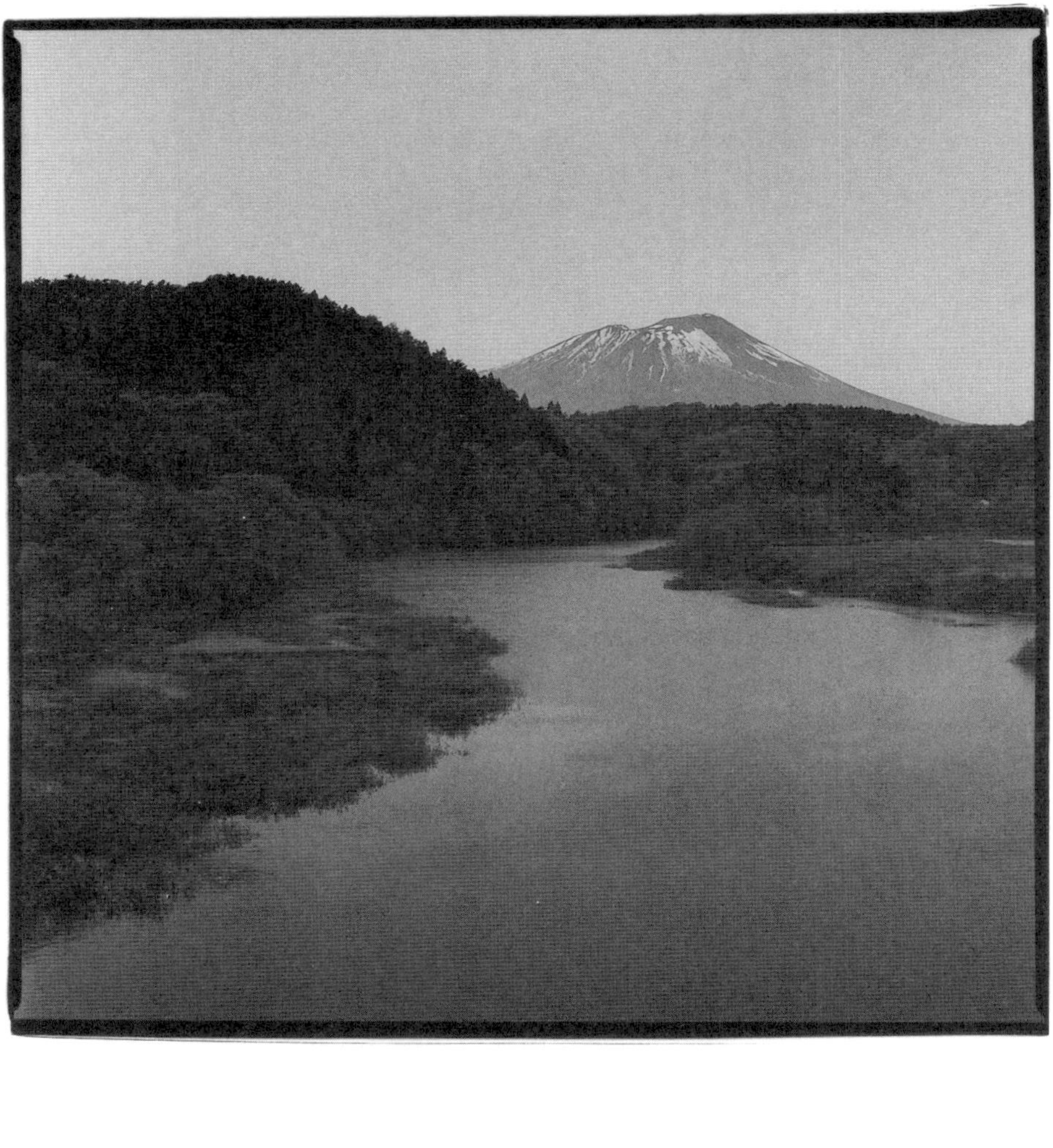

◆第4章
循環の世界に魅せられて

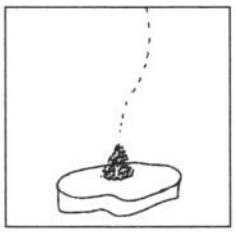

共同性のある環境で育ったからこそ見えたもの

私がたまたま育ったところが東北の農村であって、小学校のときからそばにいた人たちが農民の子どもであったというところから、ずっとその人たちと一緒に成長したわけです。

姉の夫が土木技師で、当時、石灰を釜石の製鉄所に運ぶための小本線《おもと》ていう鉄道の線路を引くために測量技師として来ていたんですね。連行されたたくさんの韓国人や中国人や、日本人では農家の二、三男を使っていたのですが、そのかたわら、学校に行けない人たちのために義兄がうちで寺子屋をやっていて、夜になるとその労働者の人たちとか生徒がいっぱい来て、はじめから共同性のある社会環境だったんですね。そういうところに育って、だからこそ見えたのかわからないけれど、農村の人たちが汗を流して働いたことに見合うものはなくて、農村の問題は根本的にそこなんだと、そういう思いがずっとあったんですね。

開拓地でも、教員として山の学校へ行っても、木炭でもなんでも、軍にやるために供出させられて。だけど、一方の軍人の家庭はとても恵まれているのを目にして、取られたほうはどんどん貧乏になっていくのにと━、いろんな矛盾を見てきているわけです。しかも取ったものの何分の一でも返らない。それを身につまされて見てきて、言葉は悪いけれども底辺にいけばいくほど還元しない世界があると。そういうことが、循環の世界━、それをやりたい、という思いに知らないうちにつながって、それが私のテーマになっていった。

還元する世界としての農業に共鳴

その後、『むぎ』という文集を始めて、そこに農民とか農婦とかその他の人たちがたくさん投稿してくれたけれども、それを読んでみて、この人はなぜこういう考えになったのかなと思って、おにぎりを持ったり、ささやかなものを持って訪ねて行って。いっしょに草を取っておしゃべりしながら、決して問題の核心に触れなくても、朝から日暮れまで、あるいは泊まってきたこともあったけど。そうして手伝っているうちに、そのことに対する答を求めなくても、次の投稿が答をちゃんと書いて送ってくれるのね。それが十何号も続いていくわけです。

『むぎ』をずっとやりながらも、自分の言いたいことっていうか、心の中にずっとあって、『むぎ』と決別じゃないけども、もっと政治的な意味合いを含んだ文集を出したいと思っていたんですよ。ところが力がないわけね。で、勉強も足りないし。これをやるには『むぎ』の仲間たちと別の道を歩まなければならないと思っていたんですよ。で、それを別な形で突きつけた友人がいてね。「一条さんていうのは、初めからこういう人間だったのか、それとも文集をやることによって育ってきた人間なのか」と、こう言うわけですよ。たぶんそのどっちでもなくて。

他の友だちなんかからは「一条さんは、お茶っこをお急須にちょっぴり入れるとか、いっぱい入れるとか、そういうふうに経済のころあいをはかって生活を密にする人でないんだもんなあ。天下国家だもの、いっつも」なんて言われたりして。そのときそんなに思っていなかったけども、なぜか自分の中に国に対するっていうか、政治に対するっていうか、かなり若いときからそういう意識はあったと思うんですよ。

その出発を、そしたら『むぎ』をやって間違えたかといえばそうでもなくって。まだそこらへんを考えているとこなんだけども。やっぱり私が出したいものっていうのは、確かに文集は、農民の人たちのテーマと発言でいいのだけれども、そこにもう一歩政治に対する徹底的な批判とか、そういったものを養いたいというのが、自分の気持ちの中にあったんじゃないかと。それを文集でやるには、やっぱりみんなが巻き込まれてはだめだなあと思ってましたよ、ずっと。

今も原稿がいっぱい来てるんだけども、まあ、これを発行するには金もかかるし、もうみんな年とってねえ、大矢文一郎先生も今年の春だっけか亡くなられたし。次々亡くなった人が出て、残っている人は少ないからねえ。これはこれでやってきた投稿を大事にしなければいけないけれども、さてここで自分が長年思ってきたことをどういうかたちでやっていけばいいのかな。このままおっ死んでしまいたくないしって、いっつも鬱勃として考えているんですよ。

若いころから地球そのものへの畏敬の気持ちを抱いて

若い頃から私は菅江真澄が好きで、彼のように書くものでも背負って放浪して、人々の生活を記したいなって。これは小学校のときの先生の影響なんですね。

その先生は北方綴り方運動に共鳴して、作文を書かせるときに「自分の目で見たままを書きなさい」と言って、豊田正子の作品をいつも読んで聞かせてくれたりして。私たちの文集がなぜ続いたかというと、一緒にやっていた人たちが綴り方運動の教育を受けた人が大部分だったからなんですね。

その先生から小学校の卒業式のときに、「真摯な生活の探究者になれ」と、大変いい言葉をたまわってね。えらい難しい言葉だけど。それからだんだん大人になって、親を見なきゃならなくなって。そういうことを先生が見ていて、結婚してからも、ふみちゃん、少し勉強しろって。いくら赤ん坊しょってても、今からでも勉強しろって大学の通信教育を選んでくれて、それが民俗学だったんです。いささか口はばったいけれども、大学へ入れたら、人類学とか、地質学をやりたかったですね。

家のこととか親のこととかがあって、どこへも行かれなくなったとき、先生が、俺を見ろって。「十六歳のとき猛勉強して岩手師範（岩手大の前身）に入ったきゃ、入ったとたんに熱出して肋膜やって、家さ帰ったら大きい兄さんから次々結核で入院してて、俺なんか入院できねかった。家に一〇年寝てて、おが（母）さんに苦労かけたけど、当時の高等文官試験うけて女学校の先生になったんだ」とおっしゃった。二十六歳になって初めて私の学校の代用教員になってこられたんですよね。おれだってそれくらいのことやれるんだから、お前はもっとがんばれば今からでも遅くない。民俗学がいちばんいいから馬淵川流域の民俗学をやれって言ってくれて。

だけど通信教育といったって、私は旧制の女学校だったから、その時代にはもう新制の高等学校卒じゃないとだめで。通信教育を受けるのに、一年間普通高校に入るくらいの資格を旧制の人たちはとらなきゃならないし、しかもその間の授業料がものすごく高い。そのうえ、うちの状態といえば、疎開している人たちを養わなきゃならないし、子どもらも少しずつ大きくなっている、おまけにその辺のおばっちゃんの子どもたちも預かってる、というぐあいで、まるで戦国時代みたいな感じだったから。それで勉強をやらなくなって、そのままになってしまったんですね。

今のように、汚染とか公害の極みに立っているからとか地球がどうのこうので地質学をやりたいと思ったんじゃなくて、ずっと若いころから地球そのものに対する畏敬のような気持ちがあって、菅江真澄とか安藤昌益といった人たちのような生き方を、勉強するチャンスがなくても追い続けていたっていうか。

「ジャガイモとトウモロコシと豆植えていれば食っていける」

有機農業をやってきた面岸開拓（二戸郡一戸町）に、うちのばっちゃんとほぼ同年の当座のおばっちゃんという人がいて。民俗信仰の仲間なんですよ、おばっちゃんの代から私たちは。

そのおばっちゃんのところへ幼なじみの友人といっしょによく遊びに行ったものでした。囲炉裏でおばっちゃんの話を聞いたり、弁当を広げて食べたり。よく小麦粉の餅をごちそうになったり。

小麦粉とか黒砂糖とか味噌などは、きれいに洗ったボールに別に入れておいてね、真っ白い風呂敷で包んでおいて。私たちが行くとそれを出して、ちゃんと串餅を作ってくれるんですよ。小麦粉を餅にこねて丸くして、串に刺して囲炉裏火で焼いてまた味噌をつけて焼くの。それがおいしくてね。小麦っていうのは、理屈で言えば、糖尿病の人たちに効く成分が入っているんですよ。だから小麦の餅を食べればいいと私の方ではいわれてきました。

おばっちゃんはササゲの豆を植えていて、それをおつゆにして食べたり、豆腐を非常によく食べてましたね。「ここにいて、ジャガイモとトウモロコシと豆植えていればだいじょうぶ、食っていける」「米は下から買ってくればいいから、いっしょに農業しよう」って、いっつも言ってた。当座のおばっちゃんの世界は、こうしていくと安藤昌益の世界なんですよね。

清々しく厳粛な山のおばっちゃんの生活

当座のおばっちゃんの暮しぶりというのはこうなんですよ。

秋には栗を拾ったり、アケビを採ったり、秋の恵みを一心に集めて冬越しの準備をちゃんとしてね。朝早く、沢から流れてくる冷たい井戸水で顔を洗って口をすすぎ、髪をけずって身支度をしてお日様を拝んで。それから帰って自分の家の隠し念仏を心の中に期して、まず先祖を拝む。それから食事の支度をして食べる。

冬は雪が大変だから、いっぱいごはんを食べて、着替えを囲炉裏のそばに用意しておいて、ツマゴ（わらで編んだ長ぐつ）をはいて雪かきに表へ出て。かなりの距離を雪かきしたあと、ツマゴで道路の雪を踏み固めて、来訪者が歩きやすいようにするんだけど、よその家の分もやったりして。それで汗をかいたら、囲炉裏のところに来てぜんぶ着替えをして。囲炉裏のそばの大きなバケツにはお湯がわいているから、そこに脱いだ物を入れて、火に当たりながら洗濯するんですね。

薪も、山へ行って落ちている薪を拾ってきて、囲炉裏に合うように切ったのを、厩（うまや）に山のように積んで。面岸には杉の木があまりなかったけど、二、三本ある杉の木から枯れた葉を採ってきて、一回分ずつ、ツルもので結わえて何十把と積んであった。ほだ木も結わえてね。生活態度はそうだった。きちっとしてねえ。食事をするときも非常に厳粛でしたよ。いっぽう頓智がきいて、けっこうすごいスケベ話もしたりして。おばっちゃんのところへもっと通って面白い話をもっとたくさん聞けたらよかったのにと思いますね。

おばっちゃんなんか、囲炉裏で足滑らせて火傷したって全然医者には行かないんですよ。大根おろしとかジャガイモすったのとかを火傷のところに当てて、とにかく自然の力で治してしまう。

夜になると、おばっちゃんの家へ、ババたちやカガたちがみんな遊びにいくんですね。念仏を静かにやるわけです、毎日ではないけれど。遠くから聞いていると、なんともいえない厳粛な念仏が流れてきて、理屈じゃなくて、ひたすらそれを受け入れている村人たちの世界がここにあるんだなって、深い感動におそわれて思いました。

おばっちゃんは囲炉裏のすぐそばのすすけた籠の中に隠し念仏の経典を入れておいて、私が行くと、「念仏も（申）しゃるべ」って、よくやったものですよ。

私の民間療法は民俗信仰の世界から

私たちのほうの民間信仰はお寺に行くとかいうのでなく、もっと生活の中で、在家で金のかからない信仰ですね。〝隠し念仏〟だから、あらゆるキラキラしたものを飾ってもいないし、質素で厳しいんですよ。

昔は音が外へ漏れないように蔵の中でもやっていたことから、一名を〝お蔵信仰〟とも言われたわけです。本当に誰にも話しちゃいけなかった。みんなが寝静まるのを待って出かけていった。そういうことが多いんです。いちばん厳重なときは、箒（ほうき）を持って自分の足跡を消しながら行ったそうです。村の中には信仰のない家もあるから、そこの家に知られないように足音も立てないようにして行ったんです。

全部口承伝承だから、みんな黙って先生の話を聞くわけですね。台所では何十人、時に百人を越える人数の食事の支度をするわけだけれど、それも全く音を立てない。ヘラの音だってカタンともしないようにやる。それくらい厳しい宗教です。江戸時代には禁制されています。今はもうテレビなんかがいい加減に撮ったりしてメチャクチャになったけれど、もともとは秘密の世界ですからね。

なぜ、江戸時代に禁制されたかというと、北東北ではひんぱんに百姓一揆が起きるわけだけれど、その決起の日を決めるために集まったということが、研究者の中にちょっとだけ言われています。

ばっちゃんの膝で眠りながら、覚えるともなく自然に

台所では集まりの宿を務める家が主体になって、小豆をいっぱい煮て「小豆へっちょこだんご」を作ったり、小麦や米の粉をこねた餅を作ったり、焼き豆腐をいっぱい作って味噌田楽にしたりして。

講中が終れば、みんなでご馳走になるんだけど、それが明け方の三時だったり四時だったりとなる。そのときに自然にそういう話が耳に入ってくるんですね。うちのばっちゃんはヤイトやったりスゴロ使ったり、これを飲めばいいとか言って。私も、来ているお客さんからいろいろ聞いたりしてね。だけどそこへべたんと座って聞くということはできないわけです。お湯を沸かしたりお茶を運んだりしなきゃならないから。行き来しながら聞いていたという…。で、だんだんに関心が深くなっていったということですね。

私の民間療法っていうのは、そういう世界から出てきてるんじゃないのかなって。火鉢にあたりながらおばっちゃんだのおじっちゃんだの、おがっちゃんだのおどっちゃんだの、みんな来て、ガヤガヤした中で、「いやいや、このあいだ風邪ひいだっきゃひどい目にあって、医者に行くったたっ

て遠いし、銭こね（無）し、馬橇（そり）に乗っていかねばなんねし、困ったと思ってたら、隣のばぁさまさ来て、大根おろしすって熱い湯かけて、生姜すってけで『飲め』といったきゃ、飲んだきゃ、けろんと治ったんし」とか。

そういう話を小さいときから聞いたと思うんです。おいしいものを食べたらもう眠くなって、ばっちゃんの膝で眠りながら、時々目を開けたりして何となく聞いてる…、覚えようと思ったんじゃなくて、好奇心が強くって、自然に覚えちゃったという感じ。同時に実践もしてきたわけです。

山の農場で実践的な薬草の話も

『むぎ』を発行していたときだって、各家を訪ねていっても、これを飲んだほうがいいとか、そういう感じじゃなかった。自然に覚えると同時に実践してきましたね。そのうちに山の農業が始まって、そこにアマランスとか韃靼ソバとかを植えて、それが本当にいいものであるということがわかった。そこにサバイバルを勉強しようという友人たちが来て、夏には子どもたちを連れてきて、電気も何もないところで米を炊いたり、色んなことを勉強しましたよ。それを二年間やって。

そこで大人たちが、腎臓が疲れているとか、体調が悪いとかって言ってきたので、じゃあ薬草の講義でもちょっとやるかということになった。子どもたちは早く寝るから、そのあとお父さんやお母さんたちに説明して。次の日、山へ行って農場の一角から、前夜話した薬草を採ってもらって、これは毒草かどうか見てあげながら、自分で採る勉強をしたんです。

この国は食糧の備蓄を必要としなくなったのか

食糧を蓄えておくということを、私は非常に重点的に思っているんです。山の農場で盛んに有機農業をがんばっていたころに、野菜でも山菜でも余ったのを全部漬けておいたんだけど、毎年それを漬け直していたんですよ。

「北方生き残り農業実践研究所」と名づけて、棚に上げてる栗とかシダミとかトチといったものの他に、山菜とか野菜なんかがどれくらいもつんだろうかいうことを、実際に七年間実践してみたんですね。それで絶対大丈夫と確信を持って。そのかわり、毎年樽から出して、きれいに水洗いして、水を切って、もう一回樽もきれいに洗って漬け直してというふうに。そして重石はかなりきつくやると。キュウリでも塩漬けで五年も漬け直してるけど、おいしいですよ。

私の場合、カブは味噌漬けに、ウルイとか、フキとか、ワラビとか、ゼンマイとか山菜は塩漬けにして。ほかにもさまざまな薬草やら雑穀もね。薬草は乾燥したり焼酎に漬けたりして。お味噌も二十年のものを持ってる。これくらいたったお味噌はおにぎりにもおいしいですよ。どぶろくもバケツに二つ作ったのが、透明なお酒みたいになってましたね。醗酵が過ぎてしまって、何年かするとりっぱな酢になりますし。

自然を無駄なく活用して暮らす知人も

農業をして一カ月三〇〇〇円で暮している男の人がいるんだけれど、友人の髭のバッハといっしょに勉強しにいこうと訪ねたら、彼はパンの耳を食べているところで、水だのお湯だのをいっしょに飲んだりしながら、山菜なんかも食べていましたね。開拓地だからお店があるところから遠いので、地元の店にパンの耳を一キロずつ頼むんだそうです。乾燥するとカビないから、むしろに広げて天日で干して、少しずつ食べているということでした。

彼は花巻の農家の下のほうに生まれて、北海道の酪農家に貸されていった人なんですね。身元引受人になったのが当時の道知事をやってた人で、その知事さんが「日本人はだめだ、酪農やりながら米を食ってる、間違ってる」という考えの人だったから、そこではほとんどの食事は牛乳とパンだったっていうんですね。まだ少年だった彼のからだはいくらでも新しい環境に順応していったんでしょうね。帰ってきてから奥中山という地域の雑木林を八町歩も買って、二町歩だけ耕して、六町歩はそのままで。そのうちの五反歩ぐらいを一年間何万円かで貸してあるんだけど。それと、北海道で働いてきた分だけでは年金をもらうのに足りなかったから、こっちに来てから江刺のほうに出稼ぎに行って。

別の友人は酪農が好きで東京から群馬県の赤城に入って、そこからこっちに来た人なんだけど、彼は〝三〇〇〇円〟の彼の農地より高いところに土地を買って酪農をやったら、沢の水が濁って、流れの下の方は臭くなってしまったんですよ。

それで、低いところに家を建てて、沢の水を使っていた〝三〇〇〇円〟の彼は、出稼ぎから帰ってきてそのことがわかって、暮せなくなってしまったものだから、仕方なく上にあがってめんこい牛舎の住まいを作って、農協から和牛を預かって畜産をやっているんですね。二町歩だけ耕しているところの草を刈って、干して、いっぱい牛舎に詰めて。薪は毎朝一輪車で山へ行って、風で落ちたものを全部拾ってきて。それを燃やしやすいように壁にそろえて積んでおいて。それから毎年山菜を採って、古いのは上に、新しいのは下にやってというふうに、もう何年分って漬けてあって、それを古いほうから食べているそうです。

水道もつけたけど、水だってただ流さないんですよ。顔を洗ったりした水を全部タンクに溜めておいて、畑にどんどん撒いて見事なキャベツや白菜を作っているし、ナスだってたわわになっている。そういう実に堅実な生活をしている人です。

備蓄の心構えと実践に感心

花巻の実家で彼のことを心配して、ご飯を食べるようにと、籾付きの米を送ってきているんだけど、天日干しして手入れがいいその米が、カマスに入って押し入れにビッシリあるんですよ。たいした備蓄だなって、ほとほと感心しましたね。

乾燥さえよければ、籾付きだったら百年ももつでしょう。だから農民の人たちは火棚というのを作って、火の熱と煙で保存できるようにしてあるんですよ。さらにマゲっていう、屋根裏みたいなのがあるんだけど、そこに棒を渡して、わらを敷いて、その中にキャベツでもジャガイモでも、野菜を全部上げておくわけです。県北辺りは場所によってはマイナス二〇度にもなるから、ほうっておいたら卵が膨張してピーンとなって亀裂が入っちゃうし、中身も凍ってるから出てこない。だけどマゲに置くと、そんなに寒くてもぜんぜん凍らない。開拓地の知り合いのおばあちゃんなんか、スルスルってそこへ上がって野菜だのをとってくるんですから。

「もはやそういう時代じゃない」という人々

私は家の周りに大根の葉っぱとかトウモロコシとか、農場から来た葉っぱとかをぶら下げておいて、そういうのにこれまで私自身はもちろんいっぱい助けられたし、いろんな人たちにもすごく役に立ってきたわけです。神経痛とかリュウマチの人に「お風呂に使いなさい」って、大根の干し葉を、袋を縫うくらいの大きさのさらし布と一緒に入れて送ってあげたりね。本当に人間が気持ちよく生きるために、少しはいい環境になるようにと願ってやってるわけですよ。ところがそういったことがねぇ、汚いんだっていうんですね、要するに。周りの人からそういうふうな苦情が来るようになってきて。

大家さんも最初は「あの人は百姓してるからしかたがない」って言ってたのに、余りに言われて話し合うことになったんだけど、大家さんいわく「わかるけども、もはやそういう時代じゃない」と。この感覚って今や一般的ですね。

盛岡の市民生協で売っているときにもそう思ったけど。まず作物にはつべこべと難癖つけて、こんなに土だらけのもの持ってきて汚いとか、小ちゃいとか、大きいとか、文句ばっかり言ってね。そんなふうに言うのが農家出身の嫁さんとか、サラリーマンのところへ来てる嫁っこが多いんですよね。

一代前はほとんど農地であった土地なのに、その農民のルーツを持つ人たちが、それを汚いというって嫌うんだから。そういう人間の奇妙さがあるわけですね。〝時代はそういう時代じゃない〟と。要するに、菜っ葉だの、トウモロコシが、昔は、穫れない年もあれば困るからと、何年分も食糧としてしまっておいたりということがあたりまえだったんだけど、そういうものが日本にとって必要がないってことなの、はっきりしてるの、これ。とても重要な言葉だと、私は聞いていました。

国が切り捨てようとも、農業は生命にとっての根源

かつて日本でも循環の生活があったと思うんです。資源のない国だということをみんなが忘れているのか、知らないのか、しゃべっても認知しないのか…こういうことはテレビとか何かを駆使して、日本がどんなに資源に乏しいかを訴えていかなきゃいけないと思いますよ。日本は四方を海に囲まれていて、塩はとれる、魚はふんだんに獲れるという環境だったのに、その海すらも、魚も塩もまともに考えたら人間が食べていけないほど汚染されてしまっている。

だけど、そこまで追い込まれてもなお、そういうところから農業とか漁業とかやって食べていかなくてはならない。よく農民ていうのは内陸に閉じこもってやってきたから、閉鎖的で、連帯したがらない。外洋に向いて開かれた海で暮してきた漁民にはそういうのはないんじゃないかという話を聞いたりするけど、よく見ていると、農民も漁民も同じですよ。ものすごく連帯感が乏しい。

トラクター一台あれば何軒もの畑が間に合うものを、各戸が買ってしまう。農協とか農機具屋でお金を儲けているわけですけど、企業のシステムがもう完全にゆき渡ったんですよね。だけど、それだからといって失望するわけじゃなくて、これからこそ、どういうふうに、どんな場で生きていくか模索していくってという考えに立ったほうがいいかもしれない。

こういう話って、野菜とか薬草とかっていう世界から飛躍しているような感じなんだけれども、世の中の流れって、それさえも商品化して一発大儲けしようとか、そういうのが多い。お互いにけ

なしあったりしてね。残念なことに農民自身にも、人間の生命にとって、何がいちばん根源なのかという考えがないんですよ。

国自体がもう農業はいらないと切り捨てようがどうであろうが、その土地とか風土に生きる人たちにとっては、命をつなぐ根源であることは変りないわけですよ、どんな時代が来ようと。それからおじいちゃんが死んでおばあちゃんだけになったり、どっちが一人になろうと。また、両方とも死んで誰かがそこでやろうと。生命を支える根源であるとしっかりそこに立って考えれば、別に捨て去るものでもなくて。

経済の効率から一歩外れないと

薬草にかぎらず野菜でも、人間にとって根本的に力になるような、支えてくれるものと会いたいと思えば、経済の効率から遠ざからなければならないんです。固く一線を引くとかじゃなくて。日常生活が続いていくのだから手を切るわけにはいかない。でも、気持ちのうえではそこの世界の外に生きなくちゃならないんですよ。

そういうことを具体的に日常生活そのものに即して言うとすると、たとえばアロエの端っこを煮立ててそれにちょっと塩を入れたり、果物の汁を入れたりして混ぜて、もう一度熱を加えて濾過して（しなくてもいいけど）きれいなビンに入れて化粧水にするとか。自分の作った薬草とか野菜、たとえば大根のヘタとかキャベツのヘタとかをすりおろしてもいいし、煮立ててもいいし、それを絞って、ちょっと香りを加えて振りながら（いっぱい作るとカビるからちょっとずつ作って）、それをつけて皮膚を柔軟にするとか。

〝ちょっと助けて〟って言って、かつて我々を生み出してくれた地球の生命の力を借りながら、作物も生かす、薬草も生かす。そして自分のからだを通して、また還元していく。おしっこだってうんこだってきれいなはずだし、そういう世界を求めるにはやはり経済性─効率を追う世界から一歩外れないと。それは脱落とか屈辱的なものではないんですよ。

真に生命支える世界へ再び帰っていかなくては

日本の農業の宣伝の仕方って米一辺倒だけれど、とんでもない。畑作が、百姓百品というように、ヒエ、アワ、小豆、大豆、そのほかの多彩な野菜を生み出して、それが人間のからだを作ってきたと思うんですよ。ありとあらゆるものが畑で作られて、それが米を半分以上支えているわけですよ。昔、この地方では一年の半作を大根でもつと言われていて、大根を食べている家に病人はないという格言のようなものがあったんですよ。干し葉もおつゆにして。干し葉を何年もとっておけば腰湯用になったり、女たちのお腹を温めたり、子宮の具合をよくしたり、トリコモナスにも効いたり、完全に治る。そのくらい、食生活のなかで大根は大切な位置にあったからですよね。

市民生協の朝市で大根を売っていたとき、「おばあちゃん、この土ついたのだめよ」ってお客さんに言われたんです。アパートやマンションを借りてると、台所の流しの口が一〇センチから五センチになって、そこに土が詰まると配管がだめになるというんで、土のついたものは持ち込むべからずということになっていくんですね。

農業のあり方すらも、人間のからだのありようすらも、一辺倒になってきていて、つまりは、うまい米を食っていればいいんだということになってしまって。だけどそれがどんなに私たちを害しているか。アフリカや南米でコーヒーや綿花だけを作ることが、どんなにアフリカの住民を滅ぼし、南米の人たちを貧困に追い詰めているかわからないですよね。あらゆるものがたくさんここにあって、百姓百品あって、それが生命を支えていくと。そういう世界へ再び帰っていかなくては。

あたりまえの季節感覚からとんでもなくズレた私たち

その人のおばあちゃんも、おかあさんも、そして自分も緑内障かなにかで、片一方の目は完全に見えなくてもう片方の目も見えなくなりつつあるという若い友人が、ある病院で手術した後、彼女が定時制高校のときに教師であった先生に偶然盛岡の駅で会って、「君と同じで目が見えなくなったたけど、中国の北京へ行って治ってきた。君も行ってこい」って言われたそうです。それで大変なお金を弟さんが用意してくれて二カ月くらい、中国に行ったんです。

夏の暑いときに入院して、みんながトマト食いたい、トマト食いたいって思っていても出てこない、その病院では。その時期の中国はトマトは熟れはしないけれど色づく季節だったので、それでも最後の日の前の晩、食事の際に一ミリぐらいのトマトのスライスがひと皿ずつついて。隣の女の人があまりにも食べたそうだったので、自分も食べたかったけれど彼女はそれをあげたそうなんです。最後にアンケートをみんなに渡して、この病院について何か言いたいことがあったらおっしゃってくださいって、お医者さんがそう言うと、その女の人は「トマト食いたくって、ほんとに食べたくて気が狂いそうだった」って。そんな要望を聞いたお医者さまは、「すみません、お国とは違うんですよ。この国は時季的にとれたもので生活するんですよ」っておっしゃったそうです。それを私にみやげ話にしてくれたんですけど。

私たちはそんな感覚からとんでもなくズレていってしまいましたね。いつからといわれてもわからないくらいサイクルとして違ってきていて。

大量のビニール資材が土を汚染していく農業

日本では作物が四季を通じてあるというのがあたりまえになってしまいましたね。作物を作る農家が季節外れのネギとか人参とか買ってくるのもあたりまえなんですから。それがもうここ一年や二年のことじゃない、ゆうに二〇年を越えています。大根だったら大根のもつ力が失われてきているると思うんですね。私たちはずいぶん長いこと、貯蔵用の白菜とかキャベツとか、いろんな方法で新鮮度をどうやって高めたらいいのかと思って、一生懸命考えながら過ごしてきたのに、いまや季節感もなにもないし、いつでも手に入る。貯蔵の方法なんかいらない、食べるときに買ってくればいいじゃないってことになってしまって。

そういう農業のあり方が同時に土も汚染してしまっているわけですよ。すごい量のビニールを使って、それが土の中に溶けてしまっているんですから。へたすると翌年くらいまで、新しいのと取り替えるときまで、たいがい放っておくわけです。山の農場では全然使って来なかったんだけど。春になって雪が溶けるころ、どこから飛んでくるんだか古いビニール資材が肥料袋に詰めてみると一五本もびっしり。よく見てみると、はじめのビニールより薄くてボロボロになってるんですよ。

農薬もやれば、いろんな化学肥料もやる。それで土の力がものすごく落ちてきて、そういう農業環境がさらにまたビニール資材を要求していくことになって、そこに天候異変が加わる。作物自体の力もどんどん落ちていっているわけで、すべて下降の方向にいっているときに、農業軽視の政策なんて、もう餓死をねらっているようなもんですよ。

やっぱり、中国から帰ってきた彼女じゃないけれども、トマトだって、その時季だからこそおいしいとなるんですよ。それがとんでもない寒いときに、暖房をきかせた部屋でアイスクリームを食べるとか、そういうところからいろんな病気が出てくるんですよ。体を動かさないのに冷たいものをどんどん詰め込むんだから。

農民の労働は軽くなったのか

山の有機農業に参加し始めたころには、ビニールがもう東北全体にゆき渡っているっていう感じでしたね。一九八一年ごろ、ずっと農村を見てまわったときに、福島とか郡山とか南に行くにしたがってビニールはいらなくなるはずなのに、それがみんなビニールの農業になってしまってる。農協とか国が百姓に売りつけて儲けるんですね。ビニールハウスを使って時ならぬ時にトマトでもホウレン草でも食べる。確かに季節の中で、自然との渡り合いの中で、農業とか、農民とか、農村というのはあったのに。とくに東北はそうだと思うし、東北の北はもっとそうだと思う。その農民自身が季節感を崩していくような…。

東北—ことにこの岩手県北では種を育てて、カボチャやウリなどが根をおろすときにはすごく霜が降るんです、皮肉なことに。その時期に守ろうとするビニールぐらいならいいけれど、それを真夏になってもやっているわけですから。そういう状況がいっぱいあって、どんどん季節感がなくなっていくことと反比例するように農民の労働がもっと要求されていくというか。

政府や都市の要求に合わせつづけたあげくに

たとえば野菜農家はほんとうに大変なんですよ。作物を容れ物の規格に無理に合わせるなんて。キュウリでも、本来ならまっすぐ育つんじゃなくて、野菜の個性というものがあって、農民をはじめそれを食べる人たちも、その個性をいかようにも料理しながら食べてきたわけです。それを気まぐれな消費者たちが勝手に、まっすぐじゃなきゃいやとか、色がこうでなきゃだめだとか自分たちの要望を出して。その要望もそのまま通していくかというと、そうじゃないわけですよ。途中で飽きていやになってほったらかして、くるくる変っていくでしょう。それに対して農民が慌てて合わせていくなんて、そんなの何ものでもないわけですよ。

しかしもはやキュウリ農家といったらキュウリ単一。それで手いっぱいなわけです、子どもまで動員して。農薬で唇も何も真っ白になりながら、そういうキュウリを穫ってきて、規格に合わせたものはそっち、合わないものははずれで安く売るとか。一日中収穫して、夜は量目を計って、箱に規格どおりに詰めてという、いろんな強制労働を繰り返すわけですよ。そのほかのものは何も作らない。自分たちの食べるものもちょこっとしかできなくて。

これはイコールして、たとえばヨーロッパの侵略が始まってアフリカなどが植民地になって、それまでいろんな作物を植えて楽しく暮していたのに、ヨーロッパの文化がどんどん入り込んで自分たちの都合のいいように、コーヒーとか綿とか、画一的な農業を押しつけるようになっていく。そのことによってアフリカは砂漠化していくという要因があるわけですよね。全く同じ構造になっている。

そうやって中央政府や都市の消費者たちの要求に応じてやってきたのに、日本の農協や国でも、これから農業はいらないと手のひらを返すようにして。これが、農民の人たちのほんとの労苦に見合う作物の売り方をしたいと私が思った、大きなひとつの原因だったと思うんですよ、カッコよく言えば。

生死の峠で考えたこと

何年か前、夜中に発作を起こして入院したとき、「もう死ぬ」って口をついて出たのね。あのときにねえ、なんで死ぬかと思ったかって言うと、病院に行った最初の晩に、看護婦さんが明け方「一条さん、先生がもう帰っていいって言ってますよ」って。「ええっ。こんなに具合が変なのに」って思って、それでもまず「一晩置いてください」って言ったら「あ、いいですよ」ってさっと言ってくれたの。

それでかえって、なんでかな?って。で、何日か経って二階の病室に入ってから、彼女がつつーと寄ってきて「一条さん、あのときじつは危なかったんですよ。先生はだめだって言ったんですよ。それが助かったんだから、絶対治してから帰ってね。私の担当でなくなるから、いま言っておくからね」って。そう言っていったの。「ああーっ、これはだめなんだなあ。峠を越えなきゃ、生き延びれねぇんだなあ」って思ったったんですよ。

そういうときにいろいろ考えますよね、人間は。私は農業っていうものをまともに捉えて、既存の農民ていうものを変れるものだと思ったのね。それが間違いの元だったと――、そのときにそう思ったたんですよ。

これは狭い考え方ですよ。共に力を合わせて農業をちゃんとやっている人もいるかもしれないけれど、私が一緒にやった人は変らなかったんだと。

根っからの農民である人たちとは違う存在であった私

まことに、農業というものを循環と還元の世界でとらえようと思っていた人間だから、私は。ところが始めてみたら全然違って。彼のおばあちゃんがママレモン使って洗い物していたりね。私が大事にあつかっていた金魚だの川のジャコだの、いつかぜぇーんぶいなくなってしまって。どうしたべって思って、流しのところを見たら、ママレモンだの洗濯の洗剤だの置いてるんでしょう。ああ、これはだめだと思ったのねえ。

それでおばあちゃんにも「クスリ使わない野菜をみなさんに食べてもらいましょう」と。開拓地のみんなに「少しでも、一畝でもいいからクスリを使わないで人参でも大根でも作って。それを私たちが売ってあげるから、車があるから」って声かけて。「農協にやれば半値もよこさないけれど、それを朝市とか市民生協で売って代金をあげるから、農協から借金しないようにして」って言ってたの。

そして盛岡で売り上げたお金を計算して、たくさんの農民の人たちの分をそれぞれ袋に詰めて彼に渡したところが、何回やっても全然、農民の人たちから反応がないから、変だなあって思ってたら、全然もらってないっていうんでしょう。みぃーんな使ってしまってたのね。おばあちゃん連れて山を下りて帰りにデパートに行ったり、さまざまなところへ遊びに行ったりしてたみたい。

ああ、しまった。と思っても、そこでやめるわけにいかないですよ、私は。山の農地を譲ってくれた当座のおばっちゃんだってまだぴんぴんしていて、「ま、三年間やってみろ」って。それからも「一条さんの生き方大好き、頑張って」って大きなお金を出してくれた人もいて。それを彼に見つかっちゃったの。使うななんて言っても耳に入らない。ものすごく金遣いが荒くって。これは私が思っていたとこへ全然行かないんだって思ったけれど、止めようがなかった。

結局私が求めていたものは、彼にとっては非常に迷惑だったんだと。私のところに彼を最初に連れてきた知人も、都会から酪農をやるといって岩手県北に来た人なんだけど、その人もはじめのうち、非常に私に近いような考えを言っていたんですね。私は奥中山のカナンの園っていう、キリスト教関係の人たちがやってた、知的障害の人たちの生活施設を応援してたこともあって、しょっちゅう来ているうちに、クリスチャンであるその人を知ったんだけども。

で、その人の紹介ということで彼を引き受けて、実際に農業をやってみたら、私の考えていることとは非常に違ったものだったのね。早く言えば、根っからの農民である彼にとっては私は珍しかったんですよ。

でぇ、もう私は終わりだとそのとき思ったから、女々しく泣いたりしないで、私はたとえ死んでも、子どもたちはもちろんだけども、縁があって関わったあなたたちを守ってあげるよって、そういう気持ちは絶対失わない。だけど私の求めた世界は全く彼に苦痛を与えた、全く違う世界だったってことがわかったの。

農業以前の世界

彼と会う以前の、農業との関わりというのは、教え子たちが入っている田中開拓とかだったの。

開拓に入った彼らは、みんな、よく言えば志のある者として、開拓地に学校がない、あるいはあっても冬、スキーで通う途中で吹雪にあって遭難して死んだとか、いうことがあって、だからやっぱり分校を建てようと。それで農業をぶ投げて分校を建てて、それで村の人たちに悪く言われてそして疲れ果てて中（あたＩ）って…まだ生きてるけどもね。

その人たちこそ私が共に生きなければならない人たちなんだと思ってきたんですよ。そのときは、還元と循環の世界というのを本当に日常的に実践したくて、飛び出しそうになってうちのおばっちゃんに「おまえは変なやつだな」なんて言われたんですよ。おばっちゃんに説明しないんだから、なんでそうなんだかって。

それは小さいときから、小学校に入ったり、だんだんに大きくなって北方綴り方教育運動とかいろんなことといわれてそうして育っていきながらも、常になにか元に戻さなきゃなんない、取ったらそこに戻さなきゃなんない、極端にいえば、穴掘ればそこへ埋めなきゃなんないと、絶えずそういうことを思っていたの。

小学校からの帰り道、駅までお友達とみんなで一緒に帰ってきて、「さよなら」って別れて、家に続いてる裏道を歩きながら、一人でおっきな声だしてね、「私は、穴掘ったら埋めます。それからゴミはどうの…」ってしゃべってたんですよねえ。途中で馬方のじぃ様たちに会うと、ほっかむりしたじぃ様たちが「はあ、○○とこのふみちゃんだ。なあにひとりこしてしゃべってるべ」って気味悪げにしてね。笑止くて小さくなって前を通ったりして。そんなだったんですよ。還元と循環なんていう立派な言葉は知らなかったけども。

うちのおばっちゃんもそういう点でものを無駄にしなかったけども。人にめぐんだり、人を引き受けたりすることは平気で空気みたいにやっている人でしたから。それも悪いとも思っていなかったりね。そこに義兄がいて夜学をやっているという環境の中で、韓国の人とか、中国の人とかに可愛がられていっつも肩車されて、奥羽山脈に日が沈む頃にね、タロウちゃんて人が肩車して「ここは御国の何百里――」て歌うと、もう悲しくておいおいと泣いてたの、私。そういうところでもね、なにか漠然とした不安ていうんだかなあ、そういうのを持って育ったの。

ずうっとそういうのが集約していって、ずうっと文集つくったりしながら、はからずも五十、六十歳近くなってから農民の人たちのところへ行って、同じように出来ないくせにもうもう、あらゆることで農民たちといっしょに働いてみたけど、なんかしっくりしないんですよね。

自分の意識の中にはっきりね、農業以前というより、人間が耕すことを覚えていくとき…そんなのは後年の考え方なんだけれど、ただからだでは常にそういうことを求めていて、あるときに農業に徹して、ああ間違っていたんだぁと――、間違ってたというより、よく解っていなかったんだって、忸怩たる思いにさいなまれますね。

でも、その朝鮮や中国の人たちとかが漢字の書き方とかひらがなとか教わりながら、昼は労働して夜は勉強しに来ているその姿を見てね、やっぱり気持ちの上で、こういう人たちが生きられなくちゃいけないんだって思ってたりした、そういうのだってみんな、今日こうして自分が僅かながらでも社会に目を向けられるってのは、五、六歳の時にすでに共同社会みたいのが経験としてあるわけですよ。だからこそ〝山地酪農〟を原点からやり直したいと言ってきた彼を迎えようと――。これが共同社会の経験がなかったらとてもじゃないけど、よそから来た人を受け入れることはそうとう難しいと思いますよ。そうでなければ結婚しなくて社会活動家としてぱーっと突っ走っていくかね、そのどっちかだと思うの。

おばっちゃんは、私がもうそういう突っ走っていく、手のつけられない世界に行くかもしれないと思って心配してたと思いますよ。だから首に縄をつけても引っ張っておかなきゃなんないって。

真の循環と還元の世界を求めていた

私は自分で生活していて、毎日台所に立ちながら、ゴミで汚されない、ゴミが出ない、還元していく世界、循環していく世界を求めるのは、やっぱり農業しかないなと、ずっとそういうふうに思ってきたから、共鳴して農業に入れたと思います。やっぱりそれがなかったら、遠くから今までのとおり、みんなの喜びとか苦痛に満ちた声を集めて文集にしてればよかったのであって、直接手をくだすことはなかったと思います。

農業というものを私がどういうふうに捉えていたかっていうことを、もう少しちゃんと考えなくちゃいけないんだなと、あの世さ行ったり来たりしているうちに考えようと思ってね。農業の世界でこそ循環と還元の世界ができると、私は思っていたのに、そうじゃなかった。それじゃ何だと考えていったら、農業以前の世界だったと。

じゃ、それはどういう世界だったんだろうと、自分で自分に問い返したのね。もし誰も関与しない、自分で求めもしない、自分に求められもしないそういう世界って、自分はどういう世界を選んだろうと。私は裏の馬淵川を渡って向かいの岸に行って深ぁーいあの山の中に入って登っていって、そして雑木林の中で自分の座るくらいのところの周りに落ち葉のしとねじゃないけども、そこを耕やさずにというか、自分の食べる分くらいのなにかを植えてて、そういうところを私は求めていたんですよ。つまり農耕に入る以前ていうか、いや、そんな理屈でもなくて。

たとえば自分が死ぬとしたら、そこに穴を掘って落ち葉のしとねで自然に死んで樹木の肥やしになる。それこそ本当の循環と還元の世界だったんだなあと。

〈脚注引用参考文献〉

『花と樹の大事典』植物文化研究会編・木村陽二郎監修　柏書房
『薬草薬木事典』大須賀正美著　歴史春秋社

あとがき

東北本線の車窓の外、風景がゆるやかに過ぎていった。ガタンガタンガタガタ。汽車は、時々脱線してしまったのでは、と、肝を冷やすほどにゆれたり激しい動揺をくり返しつつ。十五、六時間乗車し、疲れ切って重たい荷物をかついだり背負ったりして早朝の上野駅へ降り立ちました。

あの頃からすでに六十年以上も時は過ぎて。一九八一年、ぶどう実る頃に。菩提樹小屋の私宅に、いまだ年若きお二人を迎えたのでした。夕ぐれ頃であったと思います。

礼儀正しい、物静かで、お年の割には、地味な服装の方たちでした。

「盛岡まで、六時間かかりました。それから待って、二時間ぐらいかかっておじゃまに上がりました」と、こもごも途次のお話をして下さいました。必要が起きて、夜半に、遠くの薬屋さんに用足しに、ひとりの方が出られて。帰られてから夜更けまであれこれ話合いました。

『自然食通信』創刊の華々しい前夜でありましたのに。ひどく言葉が質素で、お二人の深い情熱が地にひそんで篤く熱している如き深夜の語らいであったのでした。忘れられぬ夜です。

その頃、ガリ版刷りの文集『むぎ』を一九六七年から深い山峡より発行していた私は、開拓地の農民の人々の暮しにもっとも近くあって、にぎり飯とカンヅメ、干し魚を背負ってせっせと通っていた頃でした。彼女たちの努力と時代の先取りのすぐれた感覚から産まれた雑誌を、現在までに途方もないほどの量の『自然食通信』誌をいただいてまいったのですが、手元にあまり残ってません。

「有機農業から産まれた野菜・雑穀類」を、市民の人々に手渡しで売ることに参加した私は、雑誌を読んでいただきたくて、多分に無償で消費者の方々へあげて読んでもらってきました。そのことと同時に、開拓地の人々へ。文集『むぎ』の人々へ贈りつづけました。開拓地の人々は、孫たち

（中学生ぐらい）へ読ませている、と。本当に喜んで次にとどくのを待っている、とのこと。その頃、少々疲労が濃くなったりしていた私は、そのことがどんなに嬉しかったか知れません。

この間にも幾たびも編集長は社の方々をともなって、開拓地の村を訪れています。

開拓地の農民の人々は「実取りの百姓はゆるぐない」と言いながらも、「アマランス」と、「韃靼そば」の二種類の雑穀からのお茶を産み出したのでした。そのことと同時に、開拓地の農耕地には、野草、雑草の中に豊富な薬草がいっぱいありました。それを採取、乾燥して少しずつながら、市民の人々へ分けてあげられるまでになりました。遠くへも送れるようになりました。労働力の減少していく開拓地にとって、薬草たちは救い主でもありました。標高六百メートルほどの開拓地を吹く風によって乾燥する薬草は本当に良く出来上がっていました。それに大地は汚染をまぬがれていますので、お茶として召し上がっていただいても安心でした。

十何年ものあいだ、雑誌を贈っていただきながら、私が、ずっと気持ちのなかで深く思ってまいりましたことは、編集長の「北への視点」のことです。

農業のことひとつとってみても。脱サラであれ、食糧のことを思って農業を、と考える方々でも、出身地は、東北の北の方でも、その殆んどは、南の暖かい土地を目指すのが現状であり（少ない経験ですが）、そのつど失望に胸が痛むのでした。

雑誌を発行しつづけ、農民のいろいろな生き方の方々に接しつつ。尚、厳しい「北」の存在を見つめつづけてこられましたことへの心服は、私のなかではは計り知れない思いです。

つつましやかな姿の編集長の北への訪れから十六年をかけて、薬草たちの世界がみなさまのお目にふれることになりました。彼女との夜を徹しての語らい、山野草地への手塩、山小屋の牛たちへの世話、等々。それらのすべてのことが、このなかに煮詰っている思いで感慨ひとしおです。

誰もあまり振りむかなくなった北の大地へ、せっせと種を蒔いてきた彼女と、社の方々の見えざるご支援に心底感謝を申し上げます。

一九九八年二月

凍れる深更に

一条ふみ

改訂版発刊にあたって

時代が人間にとっても動物にとってもいい時代ではないと、簡単にいえば薬草をとり巻く世界も最悪だと思います。私たちが薬草を原野に求めるというのはひとつの方法としてあるけれども、もうひとつの方法は身近に薬草を育てるプランターでも木の箱でもいいから、わずかの小さなところでも、そこに薬草を抱えて育てて自分で飲む——、これからはそういう時代に入るのではないかと。それがもっとも最良の状態ではないかと思います。

この本を読んでくださる方々が自ら育てた薬草をもって自らの人生を豊かに生きていけるように、そう思って、自然食通信の編集長と語らいながら、さらに思いを深めながらこの本をつくっていただきました。

二〇〇四年五月

草木の潤い満ちる季節に

一条ふみ

［部位・症状別索引］（アイウエオ順）

※関連のあるものはこの限りでなく、併記してあります。

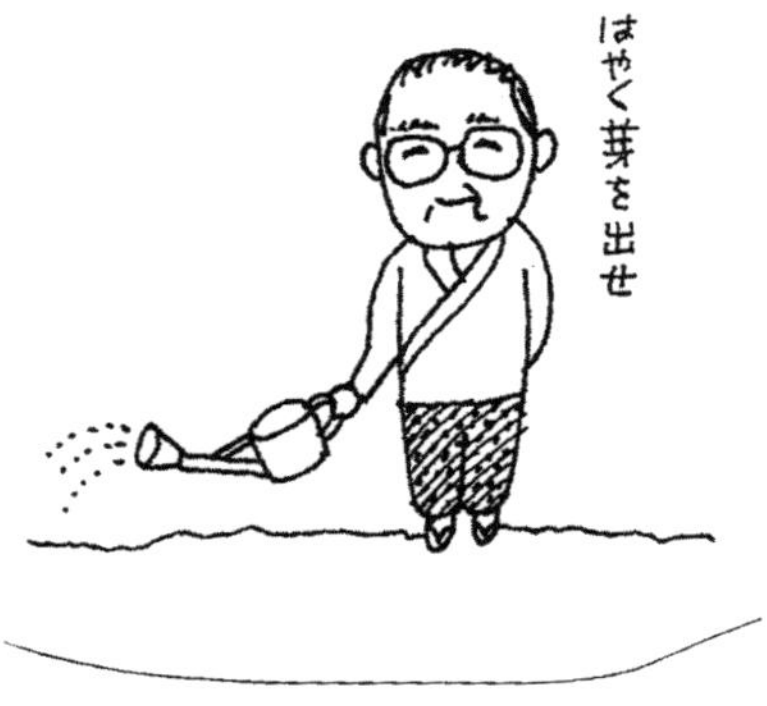
はやく芽を出せ

著者プロフィール

一条ふみ

1925年、岩手県生れ。戦前戦後を通じ、東北農民の傍らに在って、農民たちの声にならない言葉を文集『むぎ』(1967年創刊〜1987年14号)に記録しつづけてきた。81年より15年にわたり、友人とともに岩手県北の開拓地を耕す。

2012年死去。

著作『東北のおなごたち』『永遠の農婦たち』『淡き綿飴のために』『地底からのうた声』が自然食通信社より近日復刻予定。

改訂新版
ふみさんの
自分で治す草と野菜の常備薬

二〇〇四年六月二十五日　初版第一刷発行
二〇二二年十月十日　第九刷発行

著者　一条ふみ／聞き手・横山豊子
発行者　横山豊子
発行所　有限会社自然食通信社
東京都文京区本郷二—一二—九—二〇二
TEL〇三—三八一六—三八五七
FAX〇三—三八一六—三八七九
http://www.amarans.net
E-mail: info@amarans.net
本文組版　有限会社秋耕社
本文・別丁扉・表紙・カバー印刷　東光印刷所
製本　株式会社積信堂

ISBN4-916110-11-0 C2077

一条ふみ著作選［復刻版］

近刊

まだ少女だった昭和の初めから今日に至るまで、あるときは共に涙を流し、あるときはただ言葉もなく心に刻んだ、やませ（偏東風）吹く北の地に生きる人々の凶作と飢えに痛められつづけた歴史。凍てつく土壌の深部から聞こえ来る女たちや男たち、青年たちや年寄りたちの想いに寄り添いながら文集『むぎ』を作り続けてきた一条ふみさん。その貴重な記録がまとめられた四著作を復刻。

淡き綿飴のために

——戦時下北方農民層の記録

予価　1600円＋税

東北のおなごたち

——境北巡礼者の幻想

予価　1600円＋税

地底からのうた声

——ふるさとは滅びない

予価　1600円＋税

永遠の農婦たち

予価　1600円＋税